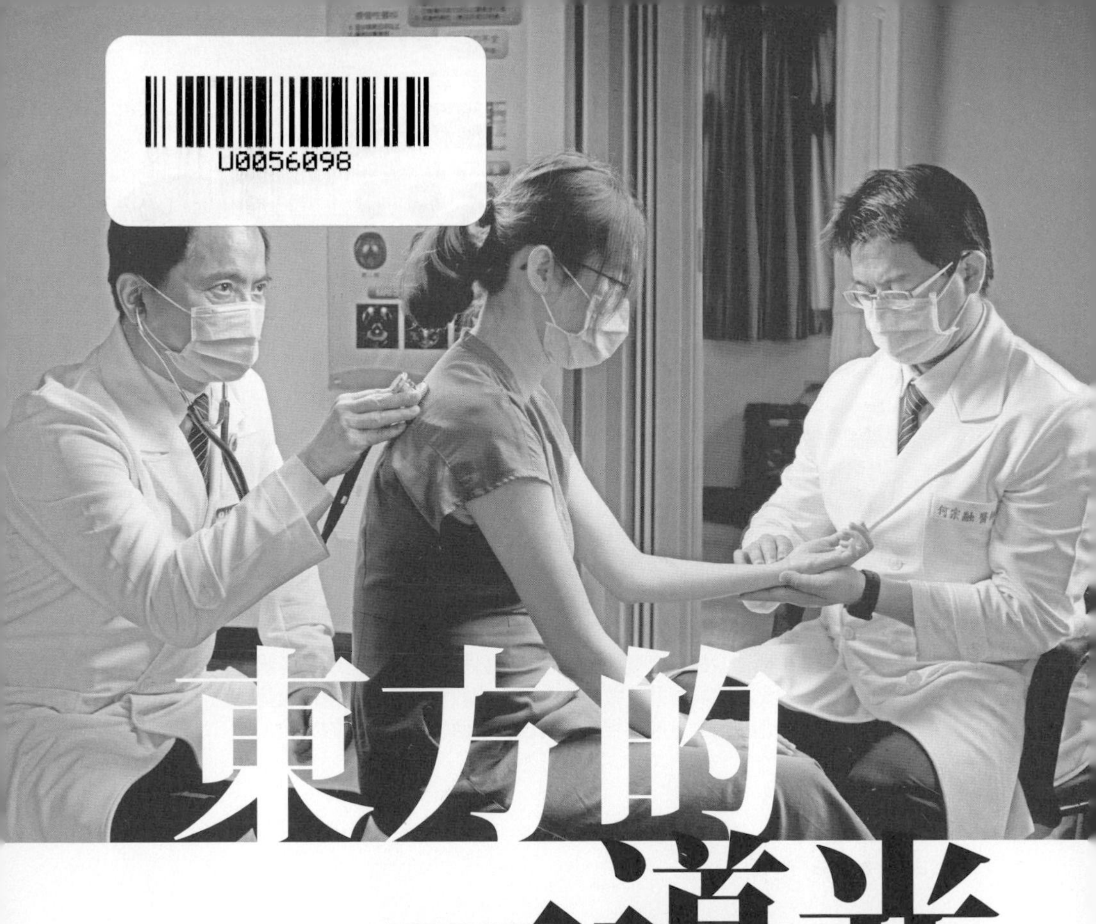

東方的一道光

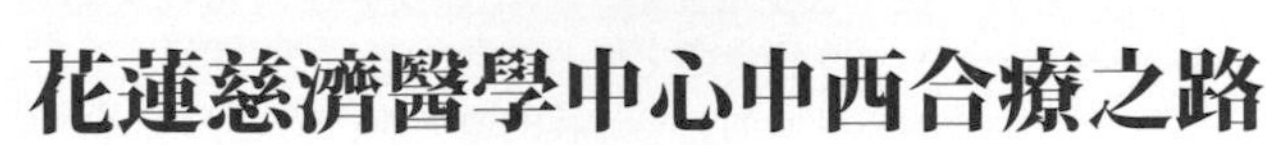

花蓮慈濟醫學中心中西合療之路

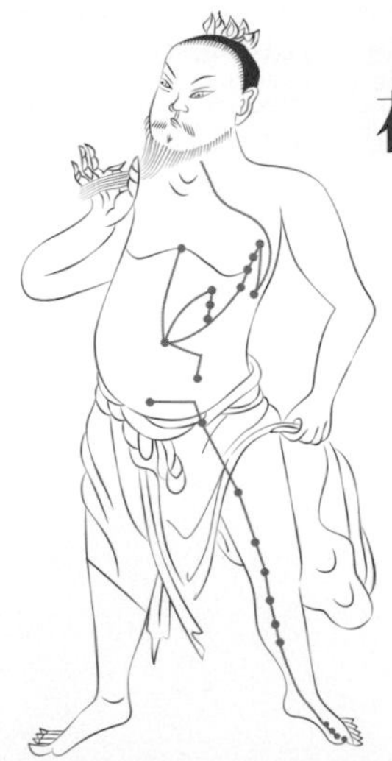

企畫・主述——花蓮慈濟醫學中心中醫部
撰文——吳立萍

作者簡介

主述 花蓮慈濟醫學中心中醫部

花蓮慈院中醫部自民國八十一年十一月成立至今已二十多年，即將邁入三十年。在歷屆院長與部主任的帶領之下成長茁壯，並積極培育中醫師人才。

為發揚傳統醫學，本院中醫設有門診，包涵內科、婦科、兒科、骨傷科、針灸科及多科中西醫合療，服務範圍包括門診、住院會診、急診會診及中醫病房四大類，提供花東地區更完備以及便民與優質的全人中醫服務，以提升病患復原能力與品質。

本院並設有中西醫合療研究發展中心，主要目標為闡揚固有中醫傳統醫學及精髓，凝聚人才與智慧，致力於中醫人才教育培訓、中醫傳統基礎與臨床研究、創新研發，成為現代研究創新中西醫結合醫院的典範。

撰文 吳立萍

曾任職雜誌及出版社採訪編輯、主編，現為自由文字工作者，從事書籍及期刊編撰，曾獲「好書大家讀」最佳優良圖書獎、金鼎獎兒童及少年圖書類著作人獎入圍。

著有《投手丘上的王者——王建民》、《食物大發現：豆腐從哪裡來？》、《黑色金奇之旅——我的石油小百科》、《丸山小勇士》、《小魚的祕密假期》、《我的臺灣旅行日記》、《妙點子翻筋斗》、《環保有藝術》、《未來公民——世界地理》、《未來公民——臺灣地理》、《未來公民——臺灣生態》等。

【目錄】

推薦序

主述者序

外傷科

針灸科

內科

兒科

婦科

推薦序

曉了藥性，隨病授藥

◎釋證嚴

佛陀說，「一切功德中，看病功德為第一。」的確，病苦很折磨人，一旦發作起來，身上有如鑽入幾千萬隻蟲子噬咬一樣，真是苦不堪言。即便是大富豪，當下他寧可捨去萬貫家財，只求恢復身體健康平安就滿足了。

中醫是我們華人文化的精粹，全臺七家慈濟醫院皆設有中醫部，也都受到民眾的喜愛，師父平時也在服用中草藥。西藥最初也是從天地間的草本萃取出來的，而為西醫所用。尤其我們提倡中西醫合療，西醫施術救急，術後的恢復保養、調整體質，中醫則能扮演重要角色。這是當初啟建花蓮慈院時，我心心念念的願望。

「大地蘊草木，無處不是藥」，這也是不可思議的因緣。兩三年前突然心血來潮，想到小時候常聽大人說：「若去探病或到喪家弔唁回來後，要用煮過的抹草（茉草）和艾草水洗一洗。」就在林院長率領醫療團隊回來報告時，囑咐他們將這幾種草帶回去分析看看，這就是「淨斯本草飲」研發的背景。

在花蓮慈濟醫院，中西醫合療受到病患和家屬的信賴和歡迎。曾經收治一位罹患新冠肺炎的阿公，從住院第三天開始，就讓他服用「淨斯本草飲」，迅即改善阿公的病況，住院第四天就可以和家人視訊，第七天就轉到輕症專責病房。可見「淨斯本草飲」可以增強身體的防禦力，減輕罹病後的症狀。

期待大家一心一志、再接再厲，繼續從中草藥中研發出既能療治頑疾、又能增強體魄的良方。

除了淨斯本草飲，這本關於花蓮慈院中醫部的新書中，還提到了不少中醫的妙用個案——

現代人生活緊張，病患三餐經常不定時也不定量，又嗜食炸烤的食物，就頻繁出現暈眩現象；經過每週兩次的針灸後，眼乾、口乾的乾燥症也都一併獲得改善了。此外，尤其中風患者出院後，繼續接受針灸療法，可以減少五成復發的風險。

身體就是一個小宇宙，倘若各個器官都能如常運作，就表示很健康；只是，疾病往往是自己難以知覺的。一則個案便是，不知從何時開始，很難纏難治的惡性腦瘤悄悄上身。病患術後開始進行化療、放射線治療，以及標靶藥物的療程；此時，中醫介入診治。「西醫救命，中醫接棒」，中醫師施用針灸和中藥增強患者的免疫力，又能緩解化療的不適，幫助病患得以順利度過後續的治療期。

一旦腦傷成為植物人，可能一輩子都只能躺床，直到生命終點；但若中醫及時介入，仍有機會可以恢復。某位呈現植物人狀態的病患，何副從頭皮下針，患者居然能開口罵人！據何副解釋，原因在於患者雖然大腦功能喪失，但腦幹功能仍然完好。經過每週三次針灸治療，才第一個月就已可以離開輪椅，用輔助器走路，也能簡單對話；繼續治療兩個月，病患除了右手、右腳偶爾不太靈活，其他都行動自如了。中醫神乎奇技的療效，可說讓人開了眼界！

在《無量義經》中有一段經文：「醫王，大醫王，分別病相，曉了藥性，隨病授藥，令眾樂服。」我們尊稱佛陀為「大醫王」，因佛陀不捨眾生受身心苦難的煎熬，用憐憫心呵護疼惜；他能知眾生病，更曉了藥性，天地之間的土石草木，無不都是藥，也都有它止痛療癒的功能，故能「隨病授藥」，這就是大醫王。

感恩林欣榮院長帶來一群心志合一的中醫團隊，中西醫合療已看到很亮麗的前景。倘若只有一隻螢火蟲不免孤單，唯有集合一大群螢火蟲，在黑夜中一起發光才能照破闃暗。天之廣、地之大，就如慈濟的醫療精神，在人間更要發揚光大！

感恩何副院長催生這本中醫專書，不僅讓讀者見證中醫的博大精深，也為病者帶來福音：萬一身體不太調和，接受西醫、解除病痛的同時，也能求諸中醫保養，中西醫合療，厚植身體實力。

感恩事多，期待大家一心一志，守護生命、守護健康、守護愛，再接再厲，多為世間的病痛苦難人付出。

推薦序

走出中西醫合療的康莊大道！

——黃榮村（考試院院長、前教育部長、前中國醫藥大學校長）

我之前在中國醫藥大學擔任校長近九年期間，中醫學院一直是國際學界與醫界的觀察亮點，大家都很想知道，當現代醫學已經一日千里、突飛猛進，又有規模更大、更先進的現代科學加持時，中醫如何能維持它的特色，又能與現代醫學及科學相容，甚至緊密合作，替病人謀求最大的健康福祉？畢竟，對病人而言，能將病治好是其一生最大的希望，也是親友們一直念茲在茲的最大關切。

當年臺灣在設立中醫系時就秉持這種理念，剛開始都是中西醫併學，畢業後同時取得中醫與西醫執照，但須擇一行醫；後來又多出一組畢業後只考中醫師執照，與學士後中醫系的做法相同。基本上，這兩種修習學位的方式，都是講究中西醫的匯通；前者的目標是中西醫結合，後者是中醫現代化，都與現代醫學教育緊扣在一起，因此必須經常調整修習的課程，以符合現代醫學的精神並善用其內容，又能標舉出中醫的特色。簡單一句話就是，診療方式雖有中西醫之分，但在促進病人健康福祉上並無中西醫之別。為了達到這個目標，中西醫合療被視為是其中最具展望性的道路。

就在這樣深入了解中西醫結合與中醫現代化的過程中，我有幸很早就認識了現在於花蓮慈濟醫院任職的何宗融副院長。他長久以來一直是一位頗負盛名、眾多病人心目中最想親近的良醫與名醫，也是聯繫本國中醫界與國際醫界，在學術及診療平臺上做出深入交流的重要人物；更奇妙的是，他還是一位武術名家，將太極與氣功的修習，緊密結合到中醫的養成過程中。何副院長就是這樣一位將所有相關元素巧妙而且完美融合的大醫家。

何副院長目前領導著花蓮慈濟醫學中心中醫部的優秀團隊，在同樣對中西醫合療有信心、有熱情的林欣榮院長支持下，精心挑選了傷科、針灸科、內科、兒科、婦科的經典案例，並輔以精采的中醫行醫筆記，做了閱讀性很高的補充說明，讓大家能進一步以符合當代醫學與科學原理的眼光，來看待這些對提升健康福祉大有助益的中西醫合療大要，更希望大家能取其長而助其身，真是醫者仁心，令人敬佩。

慈濟基金會與花蓮慈濟醫學中心在 COVID-19 期間，更是救人不落人後；除了參與向國際購買大量 BNT 疫苗的國家大事外，還秉持中西醫合療的精神，以八種中草藥為基礎，開發出廣受好評、造福患者的淨斯本草飲。由此可以看出，慈濟真的可以發展成國內外中醫藥最好、最大的平臺。在證嚴上人的全力支持、以及龐大醫療體系的熱情專業推動下，相信日後一定可以結合國內外有志之士，走出一條中西醫合療的康莊大道，而且在國內外醫界建立起卓著的聲名，我們大家都在熱切地期待著！

推薦序

中西醫聯手共創佳話

——林昭庚（中國醫藥大學講座教授、慈濟大學講座教授、臺灣中醫師公會全國聯合會名譽理事長、「中國醫藥研究發展基金會」董事長）

我出生於臺灣彰化縣秀水鄉，當時是民國三〇年代，西醫尚未普及，我從小耳濡目染民俗醫療及傳統中醫，對民俗醫療十分好奇，對正統中醫也懷有崇尚心情，之後如願進入中國醫藥學院中醫系就讀。因須半工半讀才能完成學業，所以第五及第六年學年除了到校上課之外，是以醫院為家，到臺中仁愛醫院當醫師助理，見習實習西醫外科、內科、皮膚科等臨床工作，第七學年在高雄八〇二陸軍總醫院實習西醫。

在我的醫師養成教育裡，中西醫從來都是分不開的。我退伍後在臺北建興外科醫院從事西醫臨床醫療工作，再進入臺北榮民總醫院針灸科擔任住院醫師。之後自中國醫藥學院中國醫學研究所碩、博士班畢業，也同時取得中、西醫雙執照，民國七〇年代在臺北西園路開設「林昭庚中西醫診所」。但當時中西醫合療觀念不普及，且受到國內法令限制，中西醫診所執照是透過我的積極爭取才得以批准。回想這段過程雖然艱辛，但本著醫者治病救人的天職，我認為中西醫只有相輔相成，不應自我設限。開業之後，許多到診所就診的民眾，因為接受中西醫合療而獲得良好的治療效果，令我感到相當欣慰。

在中西醫合療這條道路上，我有許多抱持相同理念的醫界朋友，也都領有中西醫雙執照；但因為國內健保法規定，同一位醫師只能以中醫或西醫的身分為病患申請健保，國內現階段的中西醫合療便必須是一位中醫和一位西醫合作。中西醫雙方如何跨越彼此的界線，互相理解進而截長補短，因而成為中西醫合療的最重要關鍵。

花蓮慈院林欣榮院長是我的醫界好友；他是神經外科及生理學博士，同時也具有中醫背景，所以從他在中國醫藥大學北港附屬醫院擔任院長期間，便大力推動中西醫合療；病患在就診時，醫師若覺得有醫療上的需要，便會主動詢問是否有意願接受中西醫合療。何宗融是我的學生，同樣也受過中西醫訓練，是林欣榮在北港醫院推動中西醫合療的最佳助力，兩位聯手在地方上懸壺濟世，傳為佳話。他們後來一起在花蓮慈院繼續中西醫合療的志業，且更發揚光大，造福更多民眾。

證嚴上人是我最尊敬的一位智者，在中西醫合療的觀念上一直走在最前面；也因為他的支持，包括花蓮慈院等多所慈濟醫療體系的醫學中心，都在推動中西醫合療且成效卓越。非常樂見終於有一本適合普羅大眾閱讀的中西醫合療專書，以經過化名、淺顯易懂的個案故事，讓大眾以輕鬆的方式認識中西醫合療。

每一個人都想要追求健康，中西醫合療並不是唯一的方式，卻是融會中西方人類智慧的結晶；相信未來將可擴展開來並邁向國際，守護更多人的健康。

推薦序

期待中西醫學相遇的璀璨火花

——王端正（慈濟基金會副總執行長）

人類的醫學發展源遠流長，不同的民族文化各自發展出不同的醫學脈絡；基本上，西方歐美國家發展出來的醫學脈絡，我們稱為西醫；東方以中國為主發展出來的醫學脈絡，我們稱為中醫或漢醫。日、韓、東南亞等國雖然都有各自的傳統醫學，但這些國家千百年來受中國的影響，不僅止於思想文化層面，還包括中國傳統醫學在內。因此，中國傳統醫學，如同書名「東方的一道光」——在東方醫學史上曾閃亮一道道光芒，有著不可抹滅的貢獻。

其實，不論西醫、中醫，亦或各民族的傳統醫學，都以治病救人為宗旨，只要能分別病相，曉了藥性，依病授藥，令眾樂服，拔病人痛，解病人苦，促進人體健康的，都是好醫，都是好藥，中西醫之間不應壁壘分明。就如東西方藝術，西方擅寫實，東方重意境，各擅勝場，各美其美，彼此欣賞，充分交流，截長補短更顯優越，才是人類醫學發展的正道。

然而，不可諱言，由於西醫的表述方式較容易被現代人理解，佐以實證數據，療效既快且佳，易得信賴；而中醫的陰陽五行之論、經脈絡穴之說，則較為抽象難懂。現代人即便認知中醫歷史悠久，根植深厚，並融入了於東方哲學思想及傳統文化，有一定的理論基礎，可謂博大精深；針灸推拿，調理養生，調氣活血，亦累積了豐富經驗，而有不錯的療效；卻因為不易被人深入了解，部分西醫界人士對中醫尚存些許疑慮與保留，這是中醫必須努力跨越的鴻溝。

所幸，現在許多具有科學背景的專家學者投入中草醫藥相關研究，分析其中的成分，進行科學驗證，逐步建立中醫的實證基礎；在新冠肺炎疫情期間，我們也看到許多患者因為接受中西醫合療而加快痊癒的個案。「東方醫學的這一道光」逐漸被世人看見，中醫的強項不是只有調理身體，對抗棘手的病毒也有卓著成效，相當令人欣喜。

由於證嚴上人關心蒼生健康，對於有著悠久歷史的中醫十分重視之外，更是大力促成中西醫合療。花蓮慈濟醫院是東部第一所大型醫學中心，院長林欣榮是位世界級的腦神經醫學專家，副院長何宗融則是醫術精湛的中醫師，同時也是一名武術高手，曾是國家級選手與教練，並多次擔任國家代表隊的隨隊醫師；有他隨隊照顧，是選手們免於運動傷害的最堅強有力的後盾。他與林欣榮院長秉持花蓮慈濟醫院守護地方鄉親健康的初衷，聯手推動中西醫合療，成立中西醫合療運動醫學中心，致力中草醫藥研究，催生了專責的中醫病房「自在居」，讓中醫不再只是輔助醫療的角色，可以提供住院患者更多的中醫專業照護。

這些年來，花蓮慈院中醫團隊累積了無數個案，小自傷風感冒、大至腦傷植物人、癌症等，透過個案病患及家屬現身說法可以知道，有些人僅接受中醫治療就能痊癒，還有更多人因為同時接受中西醫合療得到良好的治療效果，他們都願意將自身的就醫經驗大方分享給大眾。

古代有絲綢之路串聯東西方商貿文化的交流，揭開了東西方文化繁榮昌盛的序幕；兩千多年後的今天，各種交通工具及資訊發達，訊息傳播迅速，中西醫有更多機會互相合作交流。期待透過花蓮慈院中醫團隊的個案故事，能夠喚起更多人對中西醫合療的重視和信任；讓東方的這道醫療的光，更發揚光大，給病人及病人家屬有更多的醫療選項，為「守護生命、守護健康、守護愛」作出貢獻。

推薦序

運科學入佛悲心

——林靜憪（碧玉）（慈濟基金會副總執行長）

二〇一七年底在臺南靜思堂，第一次見到年輕又熱情洋溢的何宗融醫師，正在為隨師的師兄姊們針灸，大家都推薦效果非常好。筆者因為長期各地奔走，難免全身痠痛，確實有需要調養，因此伸出手煩請他把脈看診並針灸。

奇哉！筆者敏感地嗅到他好像不針對穴位下針，而是探詢氣流走向隨氣扎下，完全不按排理出牌；筆者有一點緊張，不知針是否扎對穴位，忽然一股氣尋經絡串流，不由輕呼：何醫師您用氣功？

林欣榮院長回歸花蓮慈濟醫院時，聆聽證嚴上人不斷叮嚀，運用西醫各類科學診斷搶救生命；此外，發展慈濟醫療固然重要，但請不要忘記老祖宗留下來的醫療智慧，一定要將中華傳統中醫導入科學驗證、將臨床實證撰寫論文，讓醫界肯定中醫；更要研發中藥與教學傳承，作為醫療志業非做不可的重點特色發展。因此，林院長力邀何醫師回花蓮一起打拚，何宗融副院長果真如「武醫」般帶著武功與俠氣回來報到了。

隨即看到何副院長穿梭院內各病房會診；原本擁擠的門診區，加上武醫身手不凡，更是熱鬧滾滾。不由想起，一九七〇年代開始籌備慈濟醫院時，證嚴上人就殷殷叮嚀，慈濟醫療不僅要為東部地區引進尖端醫療，更要引進中醫進醫院，推動中西醫合療。

當年，西醫在全球正隨著電腦運算與分子生物初萌，超音波剛剛開始要彩色化，靠 X 光診斷腸胃疾病，影像醫學在國外 CT、MR 剛起步，介入性心導管氣球撐開術躍躍欲試，醫療技術可謂日日創新。相對地，中醫望、聞、問、切，充滿五行哲學、陰陽調和的診斷，是如此地不科學，診斷的不確定性很高；此外，中藥黑黑苦苦的，外用藥是否無菌亦令人質疑；再者，用什麼方式可以佐證療效？中醫界回應的答案則是莫測高深。因之，醫界對中醫的不科學充滿著排斥。

慈院創院後十餘年間，延聘醫護人員求才難，杜院長與曾院長來自臺灣醫界龍頭的臺大醫院，對於中醫更是完全不予考慮。然而，身為上人弟子的筆者，追隨實踐上人的理想是不容打折；尤其是上人殷殷企盼的眼神，更是筆者心中最大的壓力。在醫護人員來源尚未穩定之時，總是想方設法與兩任院長溝通。

直至一九九二年，曾院長感冒三月不癒，曾媽媽給予中藥服用，不數日即痊癒，筆者把握因緣展開遊說。曾院長表示，中醫在臺灣沒有真正好好訓練，他擔心品質；因此筆者建言，尋覓人才派到大陸受完整一年的訓練，回來後再開設中醫部門，終獲得同意進行。在臺灣醫界，慈濟亦是第一家設置中醫部門的區域醫院。

證嚴上人對中醫良醫的培育念茲在茲；歷經近十年的努力申請，慈濟大學亦已於二〇一一年獲准設立，開展後中醫學系的教育。

中醫科啟用二十餘年，感恩醫師們一切以病人為中心，用心耕耘治療病患無數，獲得病患的肯定與信任，求醫者眾一號難求。從本書內許多篇章，可一窺及時解厄拔除苦痛與醫病之間情誼的見證。

而且，無論海內外，只要有災難的地方，慈濟立即飛越重洋救災；在災難現場，中醫的針灸，竟可讓無法行走的災民隨即開步走，神奇地不藥而癒，改變許多人認為中醫僅用於調養的觀念。筆者有次隨師感冒發燒，何副院長除了針灸還用留針治療，不亞於西醫及時療效。

另一方面，西醫因分子生物、資訊運算的大步進展，各式治療微型化，促使西醫內科外科化，以及生物製劑標靶治療、基因的解碼檢測等，讓病患人體結構幾乎解構，令西醫的自信心更加堅定，導致中西醫會診合療風氣無法提振。

其實，中西醫合療的推動軸心，繫於西醫師一念間。感恩林院長以美國神經醫學院士之專業，肯定中醫的醫術，以身作則並帶動院內同仁推展中西醫合療，更在花蓮慈濟醫院成立中西醫雙主治醫師同步照顧病房，令人驚艷、大開眼界，更在急診部設立中醫，讓病患獲得更多保障。科學與傳統並重，開新觀念之風氣，可能是國際間醫學中心之最。

為實踐上人推動中草藥開發的理想，林院長帶領團隊於二〇二〇年遵循上人創意提示，以抹草、艾草加上何副院長開立的藥方，共八種草藥進行是否可抑制新冠病毒的動物實驗，其成果出乎意料成功；並恰好趕上二〇二一年運用在臺北與花蓮慈院確診病患身上，其療效令人感動，論文亦獲期刊認同刊登。

神農嘗百草，上人擬探索萬物無不是藥，醫療團隊尊師意驗證，淨斯本草飲應世而出，宛如東方琉璃之光，輕輕拂去眾生苦痛。師父的智慧、弟子的遵循，創下傳世的良方。

何副院長曾經受傷，全身不能動彈；許是從小習武，練就一身底子，歷經努力奮鬥始恢復健康，能深深體會中風或是脊椎損傷病患之苦。如今帶領團隊，撰寫《東方的一道光》，敘述大醫王苦病患所苦、樂病患所樂，不能醒如何讓他醒？不能動如何讓他動？如《無量義經》偈：「天人象馬調御師，能調不調無不調」，大醫王之悲心令人敬佩與感動。

其中故事包括：一針讓陷入植物人狀態的病患醒來；在亞洲運動會比賽前一刻，選手患疾無法出場比賽，危急中用一根「香菸」替代「艾灸」，瞬間解救選手困頓，讓選手得以出場比賽，獲銀牌佳績，為國爭光。

筆者不由聯想「伏羲氏」觀天相領悟：元、亨、利、貞，陰陽、五行、八卦，「陰陽合」自然天地人合的「太極」觀點，哲理深深。

二千五百年前，佛陀倡：地、水、火、風四大調和，則人天同調；四大不調，天乾物燥災難起。文字不深，哲理深奧無邊。

中醫倡陰陽、五行，藉經絡示現調和與否，與地水火風是否失調之哲理相通。古代男女授受不親，高明中醫藉一條絲線隔空把脈，測四大是否調和，玄也！而不必靠儀器，只要一支針扎下百痛立消，難思其醫理深玄，亦是西醫難以信服之處。

期待藉著科技進步，未來或許有機會運用量子電腦等工具運算，解開中醫神秘天機！

不由吟誦：「草非草啊藥非藥，是草是藥應需要。伏羲氏啊觀天機，上人見苦拔苦因；大醫王啊尊師教，運科學入佛悲心。草是草來藥是藥，中西合研承師志；創淨斯本草新方，傳靜思法脈永光！」祝福慈濟中醫耀全球永永遠遠！

推薦序

貫徹醫療與人文並重的目標

——林俊龍（慈濟醫療財團法人執行長）

證嚴上人於慈善工作中發現，人們因病而貧，因此初始設義診所為貧困者義診，進而創立醫院。目前於全臺設立七家綜合醫院，秉持一切以病人為中心的理念，只要是病人的需求，都是慈濟醫療體系致力達成的目標。

病人的需求除了專業醫療，還有很重要的人文層面。在專業醫療的部分，我們有中醫科，並再細分為內科、外傷科、針灸科、兒科、婦科，每一科皆有一定的專業標準。在人文層面，則是我們如何在醫療的過程中，讓病人與家屬感受到來自於醫療團隊的關懷，這部分與專業醫療同等重要。

在此目標之下，我們的理念是，不論中醫或西醫，只要能夠治好病人、傳遞關懷與愛的就是好醫師。對我們來說，因為目標一致，所以並沒有中醫和西醫的分別。

在中國大陸的醫療院所，過去已有利用針灸麻醉止痛、輔助西醫進行醫療行為的案例。在國內，中西醫合療早年起始於中國醫藥大學附設醫院，長久以來都只有少數醫療院所推動，且大都以西醫為主、中醫為輔；例如，化療病人以中醫調理減輕副作用。

而在花蓮慈院，由於林欣榮院長是腦神經外科權威，加上中醫醫術精湛的何宗融副院長，兩人聯手一起貫徹中西醫合療；中醫除了繼續發揮輔助醫療的效果，也能在各種急重症的第一時間介入，讓中醫和西醫不再有主副之分，彼此尊重對方的強項而截長補短，這些年來已有許多成功的醫療個案。

在中西醫合療的方向上，花蓮慈院已打下最堅實的基礎。

樂見花蓮慈院何副院長及中醫團隊將行醫故事記錄成書；透過每一個真實的個案故事，可以讓大家看見他們如何發揮身為醫師的專長，讓病人重拾健康，也能感到幸福快樂。而在每一個故事的背後，更體現出慈濟在醫療與人文並重的目標上，我們責無旁貸，且任重道遠。相信這本書會讓大家看到中西醫整合的各個面相，非常值得推薦，特為之序。

推薦序

讓中醫智慧從東方花蓮慈濟向世界延伸

——林欣榮（花蓮慈濟醫學中心院長、淨斯本草研發中心執行長）

我回到花蓮慈濟醫院已超過五年了，何宗融副院長比我晚約一年多。我們本著證嚴上人的理念共同推動中西醫合療。上人年輕時即對中醫、中草藥有所涉獵；為了救治貧病，一直希望有一所能提供病人中西醫合療的醫院。西醫是以分子生物、實證醫學為主，中醫則是靠幾千年的經驗累積；在現代如何將兩者融合，實屬不易。

這一、兩年，因為 COVID-19 新冠肺炎疫情爆發，上人慈悲，憂心民眾健康，邀請慈濟基金會林碧玉副總執行長、我、以及何副院長、黃志揚副院長一起討論對策。上人提及年輕時對中草藥的認識，包括艾草和抹（茉）草等傳統用於袪邪防疫的中草藥植物，希望中西醫團隊能進一步探究是否可以在這波疫情中發揮作用。於是，我們便開始以西方醫學的實證科學方式進行基礎研究，探討艾草和抹草的防疫功效，再結合中醫去瘟疫的藥方，以八種臺灣本土草藥研發出淨斯本草飲。

新冠病毒要感染人體的器官細胞，必須與細胞表面的受體 ACE2 黏合；若要再鑽進細胞，還需要一種酵素；病毒進入細胞後會進行大量複製，然後鑽出來再侵犯其他器官細胞，導致患者的症狀由輕轉重，甚至死亡。

經黃副院長研究團隊基礎實驗發現，淨斯本草飲可以避免新冠病毒與細胞表面的受體 ACE2 黏合，這是第一個標靶；它可以抑制病毒進入細胞時所必須的酵素，這是第二個標靶；它還可以抑制病毒在細胞內大量複製，以及避免再侵犯其他正常細胞，這是第三、第四個標靶。同時也做完了毒性試驗，淨斯本草飲幾乎沒有毒性。

西醫目前有疫苗，可以讓人體產生抗體，避免病毒與細胞結合，這是第一個標靶；但第二個標靶，目前還沒有避免病毒鑽進細胞的西藥；第三個標靶是避免病毒在細胞內大量繁殖，現在已有西藥瑞德西韋（Remdesivir），之後陸續還會有新的西藥研發出來。西藥的特性就是一種藥對應一個標靶，而中草藥則是一個藥方同時對許多標靶都有效。

在疫情最嚴峻的時候，花蓮慈院收治了十位重症患者。根據統計，新冠肺炎重症患者的死亡率達百分之四十，我們讓確診的病人喝本草飲，將死亡率降低百分之五十，只有兩位不幸往生的病人，都是發病超過五天以後才使用本草飲。經由目前少量的臨床實證，也看到本草飲對病人的幫助。這是花蓮慈院近年來致力於推動傳統中醫與現代醫學合治的一大成果。

中醫講求天人合一、陰陽調合，藉由針灸或中草藥方，可以扶正祛邪。「邪」指的是瘟疫、癌症、老化等；把偏離正常的情況加以「扶正」，再運用西藥針對某一標靶進行治療，這是中西醫合療的方式之一。

多年來，我們運用西醫的科學方法研究當歸的純化物，已有多項成果，包括用於治療惡性腦瘤的新藥，已進入二期臨床實驗。近來，更積極研發艾草、抹草……等植物新藥，製造針對多細胞不同的標靶藥物，可以扶正祛邪，抗癌、抗老化。例如，惡性腦瘤有上百個標靶，不太可能用上百種西藥對治；在這種情況下，中草藥對應多標靶，適可補其不足。我因而獲國際權威學術期刊《NATURE》邀請，撰寫專文在十月初的「聚焦傳統中醫藥」主題中分享；希望西方科學界能夠因此更了解東方中醫及中草藥的奧妙，且期許中醫在現代醫學領域可以發揮其功能。

在花蓮慈院中西醫合療領域，已寫下無數個「能醒、能走」的故事；許多在治療過程中遇到瓶頸的腦中風或腦傷病人，會想來這裡接受中西醫復健合療。在西醫，我們有神經內、外科及復健科團隊，中醫則有醒腦開竅、補瀉等治療方法。除了跨科的醫師、護理師，還有物理治療師、職能治療師、營養師等相關專業人員，一起來幫助病患恢復健康。

我們之前已出版一本《能醒、能走》，內容主要是西醫針對腦部疾病及腦傷病人的治療故事。《東方的一道光》這本新書的內容，則聚焦在中醫；除了腦神經疾病以外，還有其他各種疾病的案例，闡述中醫師如何進行治療或調理。中西醫彼此互補，都是在為病患謀取最佳的醫療效果。

中醫在義診時亦可發揮即刻、快速的效果。何副院長曾數次到國外義診，包括非洲的莫三比克；當地醫學院院長是西醫，深深被何副院長高超的針灸醫術折服，希望未來能開課學習針灸技術。在中東難民營義診，他提供相當大的醫療協助，當地的政府官員紛紛表達希望引進中醫針灸。我個人也相當信賴中醫，有時肩膀疲勞疼痛或腳部扭傷，又或者是咳嗽、聲音沙啞等，就會請何副院長幫忙，他往往能很快地幫我恢復。何副院長從小習武，還是奧運武術裁判及國家隊隨隊醫師，武醫的功力的確是不同凡響。

非常感恩何副院長，在取得教授資格後，接受上人的感召，加入花蓮慈院團隊，將中西醫合療的品質從基礎研究、臨床研究一直向上提升，包括人才培育，每一學年度都有六到八位住院醫師留在這裡學習和服務。中醫部的醫師除了門診，也要照顧急診、加護病房及一般病房的病人，讓病人可以同時接受西醫與中醫治療；在中醫病房接受治療的病人，也可會診西醫，共同照顧病人。在何副院長的率領下，已建構中醫全方位的醫療體系，並邀請各科專長的師資來花蓮，為培育人才貢獻所學及經驗。

由於病人對於急診室由中西醫會診的滿意度非常高，健保署目前也全力推動急診中西醫合療，這是一個好的開始。我們真切地希望，在東方的花蓮慈濟醫學中心，能夠運用老祖宗的智慧，讓病人得到最好的療效，實現上人的期許和願景；同時也期許能發揚中醫智慧，拓展到全球各地，讓西方理解及合作，共同為全人類的健康福祉努力。

主述者序

願啟中西醫合療拋磚引玉之效

——花蓮慈濟醫學中心中醫部

一路以來受到師長們薰陶，在醫師的養成教育中，中醫和西醫一直都是雙向併行，穿上白袍，不僅外表沒有中西醫的分別，其實站在醫療的立場也沒有任何不同，都是為病患謀取最佳的醫療方式，這是身為醫師的職志。

非常感恩上人對中醫藥的重視，讓我們在林欣榮院長的指導之下，在這條正確的道路上持續前行，將中西醫合療的理念發揚光大。這些年來，我們也陸續成立了重症病房中醫會診、中醫急診、中醫長照，以及中醫專責病房；

在新冠肺炎疫情期間，更發揮了中醫藥的強項，研發八種本土中草藥配方的淨斯本草飲，以補現代醫療力有未逮之處，致力於全人醫療的目標。

因人文志業中心大力催生，以及王端正副總執行長、林碧玉副總執行長、林欣榮院長的支持，我們中醫團隊取得病患同意，依照內科、婦科、兒科、針灸科、外傷科等各科的個案故事編撰了這本書。為保護病患隱私，故事中的人物均為化名；並在每一則故事的最後，更進一步深入解釋文中所提到的醫學名詞及醫療知識，一般大眾即使沒有醫學背景，也都能透過淺顯易懂的文字，初步了解我們推動中西醫合療的起心動念，並對相關的醫學知識能有更多認識。

期待本書能起拋磚引玉之效，未來將有更多相關的醫普書籍問市，猶如書名「東方的一道光」，讓中西醫合療發光、發亮。

前言

穿梭西醫病房的中醫團隊——中西醫聯手造福病者

花蓮慈院中醫部團隊以何宗融副院長領軍，除了門診及中醫部專責病房「自在居」以外，也以類似行動醫療的方式，隨身帶著針灸穿梭在西醫各科病房會診，隨時為病患解除病苦。

禮拜二早上，何宗融副院長暫停手上繁忙的事務，抬頭看了一下牆上的時鐘：十點二十八分，他立即站起，快速走出辦公室，來到通往住院部的電梯門口。包括總醫師在內的多位醫師，已經就定位在等候，他就像一陣旋風

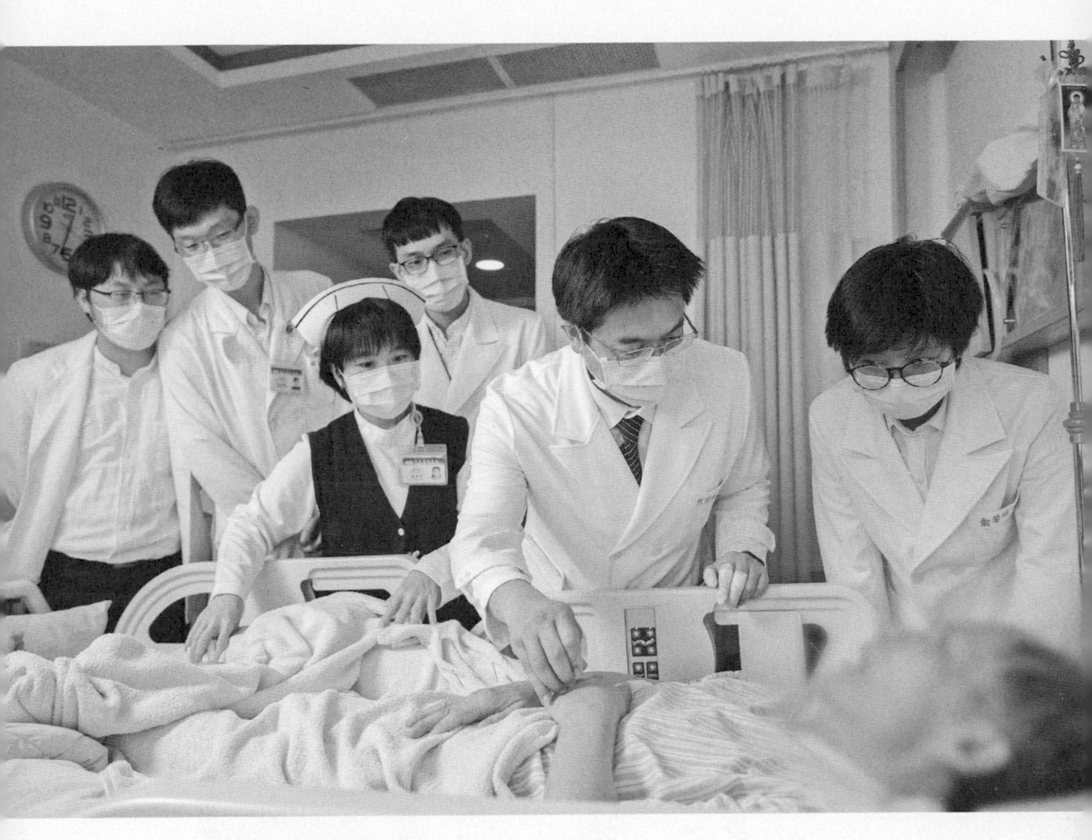

每週二、四、五，何宗融副院長都會帶領著多位醫師，到各科住院病房巡視。

而至，不偏不倚，這時正好十點半。

每個禮拜二、四、五的早上十點半，何醫師都會帶領著總醫師及多位醫師，到各科的住院病房巡視；在進入每一個病房之前，他都會以酒精徹底消毒雙手，並換穿新的防護衣，保護病人不被感染。

他們來到腫瘤科住院病房，何醫師直接走進最裡面靠窗的病床，病患家屬剛好拉開窗簾，從窗外透進初春的和煦陽光，溫柔地灑在病床上。七十八歲的王老先生看見副院長，立刻用手扶著床邊的護杆，將身體硬撐起來。

「早喔！今天看起來精神不錯！」何醫師帶著口罩，仍然可以感覺到他臉上的親切笑意。

「有、有，好很多了，謝謝醫生。」老先生他雖然身體不便，但精神很好，氣色也不錯，兩個禮拜前他接受了腦部腫瘤切除手術，頭顱的左側有一塊明顯凹陷。

總醫師拿出一張問診單，將老先生的病況及醫療情形，簡明扼要地向何醫師說明，何醫師聽完點點頭，並轉過頭來跟老先生說：「你進步很多，非常好，還有哪裡不舒服要說喔！」

「頭還是會有一點痛。」老先生微微抬起右手靠近頭部示意。

「他好很多了，之前神智有點不清楚，現在差不多都恢復了。」在一旁的媳婦向何醫師說明。

「好喔，我繼續幫你醒腦開竅，也舒緩頭部的疼痛，你很快就會有感覺了。」

隨行的護理師立刻將手上的一個籃子遞上，讓何醫師從裡面取針，然後快速熟練地在老先生頭部及腳部幾個穴位扎針；其中幾針，老先生可能感覺痠麻，稍微皺了一下眉頭。整個過程不到一分鐘，就完成了針灸治療。

「現在感覺怎麼樣？」何醫師問道。

「不痛了、不痛了。」老先生露出了笑容。

「你會愈來愈好，我禮拜五再來看你喔！」

老先生和媳婦不停地向何醫師道謝。對他們來說，每個禮拜三次的中醫會診治療，不只是醫治身上的病痛，更是溫暖的心靈撫慰。

猶如行醫的大俠

這只是當天巡房的二、三十個病例之一，何醫師帶領醫師團隊，繼續馬不停蹄地穿梭在各科的住院病房之間。他的病患分散在不同的科別裡，從腦神經外科、神經外科、腫瘤科、內分泌科，甚至加護病房剛動完手術不久的病患，只要是病患本人或家屬提出希望中醫介入醫療的需求，都會由何醫師帶領中醫師團隊，在每個禮拜二和禮拜五巡房會診及針灸治療。

從早上十點半開始，一直到下午一點多，兩個多小時的時間，何醫師及醫師團隊幾乎沒有停下腳步，像旋風似地走遍了所有的住院病房。身穿白袍的他，就像武俠小說裡的大俠，時而白袍下襬揚起，猶如一陣和風，為眾生拔除病苦。

午後結束例行的巡房，幾乎沒有時間休息，辦公室桌上的午餐餐盒連打開的時間都沒有，何醫師馬上又要開始兩點的門診。

進入診間之前，他必須先穿過候診區，現場約莫有上百位病患在等候，一看見何醫師出現，「何副好、何副好」，招呼聲此起彼落，他向病患們微笑點頭示意。在大家的眼中，他就是一位行醫的大俠，許多人從海外不遠千里而來，因為何醫師的醫術多年來在國內外名聞遐邇，許多疑難雜症在他的治療下都痊癒了。

來求診的病患形形色色、各種病況都有，小到感冒或肌肉痠痛、媽媽手、五十肩，或腦血管手術後復健等等。大約問診了二、三十位病患之後，他就會來到外面的候診區，為剛才看診的病患進行針刺及艾灸治療。人山人海的治療景況，堪稱奇景，一整個下午的門診，許多人可以立即感覺到症狀改善；但大部分都是必須長期定期回診，將中醫治療當成是一種復健，症狀會日漸改善恢復。

武術與醫術相輔相成

何醫師夙有「醫界葉問」之譽，除了仁心仁術以外，從小勤練武術及太極拳的他，體格精壯結實。他是國家武術教練，也是全國太極拳輕量級及八卦掌錦標賽冠軍；然而，提起從小習武的原因，竟然是身體羸弱，曾經罹患腦膜炎，經歷多次生死交關，等到身體好轉，父親就要他學習氣功強身。

父親是外丹功張志通祖師爺的四大弟子。回憶起小時候，父親要他每天練拳、蹲馬步。馬步是武術重要的基本功，主要是練習下盤功夫：腳尖朝前，兩腳掌平行，兩腳距離與肩同寬，大腿微平或適當高點，膝關節微扣，兩手抱拳於腰間或平伸立掌姿勢。

看似簡單的動作，其實並不輕鬆，古代稱「練拳先蹲三年樁」，說的就是馬步。何醫師小時候並不喜歡運動，但是如果不乖乖聽話蹲馬步，就不准上床睡覺。對小孩子來說，蹲馬步實在不好玩，而且雙腿又痠又痛，他經常痛到以淚洗面，但父親可是一點也不放鬆。不僅如此，舉凡出門、吃飯或洗澡前，都得先「走八卦步」或行一套拳，才可以去做別的事。

現在回想起來，當時父親的嚴厲，使他奠定了紮實的武術底子，後來一步步練到柔道三段和柔術三段。柔術和柔道比較容易被大眾混淆，柔術是柔道的前身，發源自古代日本；明治以後，嘉納治五郎將柔術當中比較危險的技法去除，創立了柔道，進而演變成現代的競技體育項目之一。

擁有柔道三段的身手，一般來說，要將一個一百公斤的人摔倒不是問題。但是有一天，他遇到一位太極拳老師，在過招時竟然完全抓不到對方的力，硬生生地被摔了一百下。

「這是什麼邪門功夫？」

他心裡很不服氣，眼淚撲簌簌地掉了下來，自己竟然這麼容易就被摔倒，平常辛苦地勤練武術到底算什麼？他雖然難過，卻沒有被打倒，因為對於太極拳的好奇心戰勝了一切，他決定認真勤練太極拳，好好地深入了解這一門功夫。他並不是從零開始，由於他本身具有武術底子，只花了幾個月的時間練習太極拳，就一舉拿下第一座全國太極拳冠軍。

兒時練功備感壓力，但努力沒有白費，後來他屢次在全國比賽中得到冠軍，讓他對武術愈來愈有自信，也逐漸在其中發掘出樂趣。隨著年歲漸長，

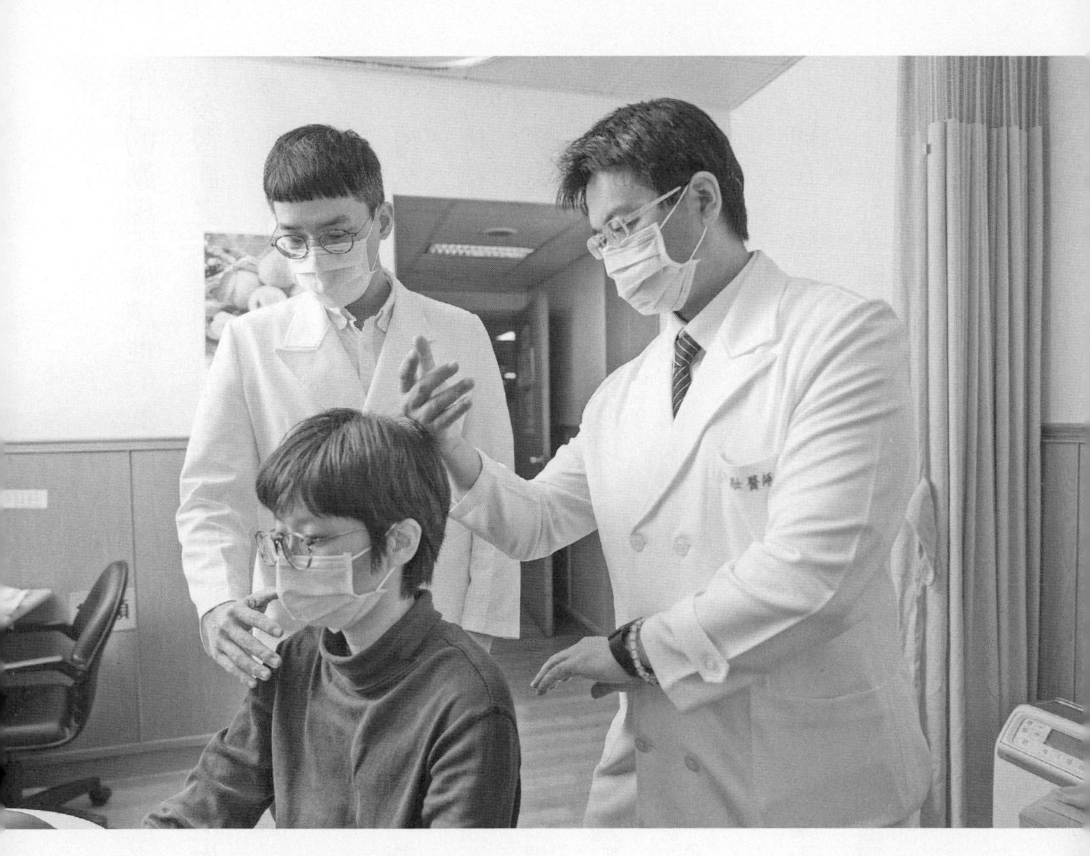

太極拳不只能強身健體；何宗融醫師說明如何將太極運用於看診。

每日的勤練不懈讓他的武功日益精進，同時也開始思考未來之路，他思肘著很多習武之人會開武館，如果不開武館，還有什麼工作適合呢？當警察、軍人，加入特戰隊，也許調查局也很適合。

後來，他決定成為一名中醫師！

每次有人問起他為什麼學醫，他都誠實地回答，走上學醫這條路其實是為了專精武術。因為長年習武，使他對於體內的氣血流動十分敏銳，中醫講氣、陰陽、五行及經絡，與武術不謀而合。雖然他一開始的起心動念是為了讓武術更精進，但後來發現其實兩者相輔相成，因為習武有助於肢體、肌肉運動的控制力，當他在幫病患針灸，或幫脫臼的傷者復位時，都比較容易掌控力道。

他在武術及醫術兩方面同時並進，取得中國醫藥大學中國醫學所博士學位後，遠赴美國哈佛大學參訪，也曾任教於紐約中醫學院，就是為了讓傳統中醫走向實證醫學，不要再讓人有「江湖郎中」的感覺。而他的確也憑著苦練實練的精神，讓傳統中醫療效紅到國外，讓老祖先的智慧被國際看見。

讓中醫被國際看見

二〇一一年秋天，二十八歲的美國獨立製片公司導演 Jesse 來到臺灣，他從桃園國際機場下了飛機，立刻搭計程車直奔北港媽祖醫院。

飛了半個地球，此行的目的是要找當時的中醫部部長何醫師，不是為了看病，而是要針對中醫的主題拍一部紀錄片。

說起這段緣分，就要回到前一年的春天，在哈佛大學的校園裡，Jesse 拖著疲憊的身軀踽踽獨行著，他已經很久沒有辦法好好睡覺了。

四年前的那一場美式足球賽，過程非常精彩，令人意猶未盡，但讓他至今仍難忘的卻是極痛苦的回憶。因為在那一場比賽中不小心發生運動傷害，造成他下顎疼痛，每次嘴巴開合或咀嚼時，下顎會發出咔嗒聲，甚至被卡住；不僅如此，他還合併嚴重的落枕。他的這種情況，醫生說是顳下頜關節疾病（TMJ），但還沒有嚴重要開刀。

整整四年，他每天晚上都因為疼痛輾轉難眠，必需靠吃止痛藥才能入睡，然而他知道這種情況不能長期持續下去。他還這麼年輕，他試著不要吃藥，但陪伴他的就是一整夜的疼痛。

這麼長的日子以來，他看遍了許多西醫，也嘗試各種非主流的療法，但都沒有什麼作用。他聽說有一位臺灣的中醫師來哈佛參加菁英教師研究，這位醫師對針灸非常在行，是有名的神手，也許可以試試看。只不過，此刻他的心情非常忐忑，他從來沒看過中醫，對這來自於東方的傳統醫學，其實沒有太多期待。

「Hi！Jesse！」何醫師活力充沛地和他打招呼。Jesse之前透過友人已經和何醫師通過訊息，將身體狀況完整描述了一遍，所以當何醫師第一眼看到他，很快就可以判斷治療的方式。

Jesse抬頭看了一下何醫師，無精打采地勉強擠出一絲笑容。

何醫師以熟練的手勢幫他理筋入臼，也進行了針灸。Jesse動了動脖子，他遲疑了一會，又用手輕摸著脖子和下頜，他簡直不敢相信，困擾他四年多的毛病竟然好了大半！他露出開懷的笑容，緊握著何醫師的手，不斷地道謝，「東方醫學實在太神奇了！」

「其實，這說起來並不神奇，都是有原因可循。你的病症是運動傷害造成的，會產生劇烈疼痛，就是頸椎第四、五節錯位及下巴半脫臼，所以我幫你把骨頭調整回來，你馬上就有感覺。」何醫師微笑解答了他的疑惑。

過了三天，Jesse又繼續進行第二次針灸治療，他的疼痛就完全治好了。

「我一定要讓全世界都知道中醫的厲害！」Jesse 跟何醫師約定，一定要找時間到臺灣，專門拍攝中醫的奧妙紀錄片。

「沒問題！我一定全力幫忙。」這是一個讓世界看見中醫的機會，何醫師樂觀其成。

Jesse 說到做到，一年多後，他真的來臺灣找何醫師，展開為期兩個星期的拍攝工作；除了探討中醫文化，也記錄中西醫結合對腦中風術後復健的效果，這段故事也因此在地方上傳為佳話。

身懷一身好武藝及醫術的何醫師，如今帶領花蓮慈院依照上人的指示，中醫要發揚光大，一步一腳印在東臺灣行醫。

中西方醫學的起源歷史

自古以來，人類冀求健康，東西方都各自發展出不同體系及脈絡的治病方法。但隨著西方醫學科技的進步，逐漸成為世界的主流。

然而，對於國人來說，中醫一直沒有消失。

何醫師自小習武，大學比賽時，因對手犯規，造成頸椎第五節受傷，導致全身癱瘓，原本擔心可能一輩子都要躺在床上，後來接受一年多的中西醫合療終於復原；而中西醫合療的效果，也在當時年輕的他內心裡埋下了種子。

國人對中醫並不陌生，許多人生病會選擇看中醫，也有人自行合併中西醫治療，卻刻意不讓西醫知道。其實中西醫各有所長，追溯到最初始的起心動念，都是為了救人。

追溯到遠古時代，人類的醫學沒有東西方之分，人們相信疾病是神靈的懲罰，因此各種治療疾病的方法，大都和神靈與巫術有關。

例如「毉」，這是中國古代的「醫」字，下半部是一個「巫」，顯示出從原始時代開始，人們以巫術治病，中西皆然。在古希臘，人們信奉醫神阿斯克勒庇俄斯（Asclepius，又譯為亞希彼斯），當他們生病時，會到神廟向醫神祭奉犧牲的動物。其實，求助於神靈祈願健康，直到今天也都還存在於人類社會中；只不過，人們不再只是把神靈當成主要的治病方法，而是一種輔助的心靈療癒。

直到西元前四百多年前，希臘學者希波克拉底(Hippokrates)提出，人體由血液、黏液、黑膽汁和黃膽汁四種液體組成。雖然這個說法在現今看來仍缺乏科學根據，但已經代表西方醫學與神學分道揚鑣。比較重要的關鍵則是在文藝復興時期，西方醫學重視解剖及科學實證，直到四百多年前發明了顯微鏡，人類可以觀察到肉眼看不見的微生物和細胞。此外，文藝復興時代，因為對「人」的重視，進而出現解剖學，並講究邏輯思考，這些都對西方醫學影響至鉅。

西醫從生理組織解剖進行研究，再往病理學、藥物學等慢慢建立基礎，然後發展到臨床；中醫則是觀察臨床的治病療效，再歸納整理建立基礎理論。最早的中醫典籍《黃帝內經》，將這套理論代代相傳保留至今，數千年來，中國人的健康照顧都是以中醫為主。

現代醫學以西醫為主流，因為它可以做精密的檢驗，這是很重要的關鍵之一，但也有儀器檢查不出問題的時候。花蓮慈院中醫部婦科主任賴東淵醫師，曾為一名已接受西醫乳癌切除及化療的患者做治療。她在每次化療之後，全身難受到無法形容，又因為服用抗荷爾蒙藥物，導致更年期提早到來；更令她憂心的是，每一次血液檢查癌症指數都偏高，但電腦斷層檢查卻沒有異常。經過三個月的中醫治療，癌症指數從四降到二，讓她對中醫生起了信心。

西醫的檢驗數值是很重要的參考，大部分患者也都很在意檢驗數值；但中醫看的是整體的氣血運行，一個器官的病變，可能是其他器官影響，例如肺臟和大腸有關聯。西醫講究分科，有的時候可能查不出病因。一般人的觀念裡，認為「西醫主治，中醫調養」，因此許多人在西醫治療一段時間後，會自行尋求中醫的調養，但其實中醫不是只有緩解疼痛及調養身體而已，包括各種急重症等都能治療。二〇一九年世界衛生組織 WHO 也首次將傳統中醫列入年度《全球醫學綱要》中，供全球醫師參考；也已認證針灸可以治療的疾病多達上百種！

中醫理論的精髓——經絡之說

雖然中醫的療效無庸置疑，但許多人看中醫，總覺得霧裡看花，不清楚它為什麼有效。以中醫的說法，簡而言之，就是體內的正氣不足，才會被邪氣（外因）入侵。人體的氣是會流動的，透過經絡流通五臟六腑，「經脈」是

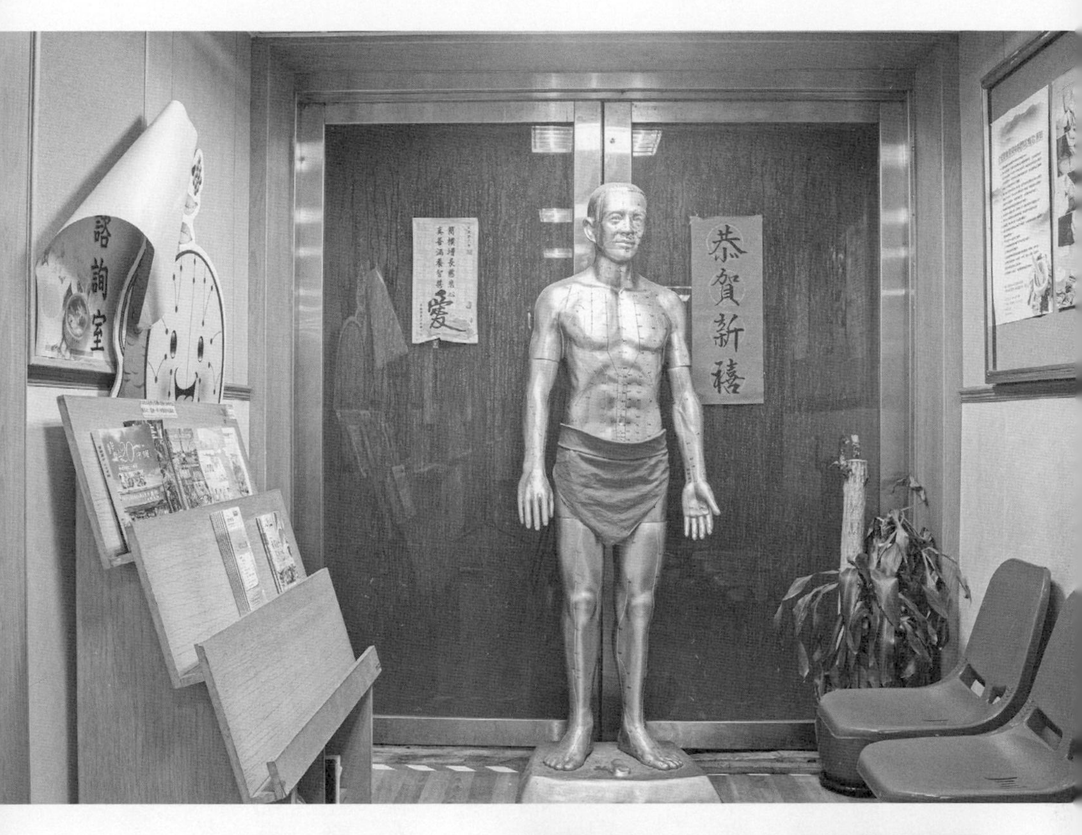

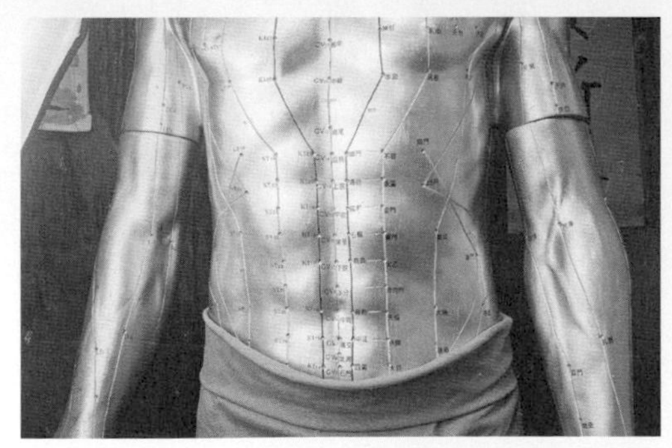

中醫的銅人身上標示經絡穴道，可幫助學習者或受試者認識正確的針刺位置。

主幹，「絡脈」是分支，密密麻麻分布全身，是氣血運行的必經之路。

「十四經絡就像十四條快速道路一樣，每一個穴位就像一個車站，經絡暢通，人體才會健康……」國立科學博物館人類文化廳的中國醫藥展示區，一群國小學生圍繞在高一百九十公分的「現代十四經絡銅人」四周，在老師的引導下，他們正透過手機上的APP，以及展場的電子書，對應銅人身上的重要穴位。這些穴位的名稱、編號、尺寸距離等，都符合WHO的標準。

古代前人的智慧，透過現代數位科技工具，跨越遙遠的時空距離，在國家級的教育展示場域，與莘莘學子們對話。在醫療的現場，以穴位進行治療的針灸也令人矚目。

舉例來說。二〇一八年八月中旬，印尼天氣濕熱難耐，來自各國的參賽選手齊聚在首都雅加達，準備參加第十八屆亞洲運動會。但中華隊棒球隊隊長阿祐，一下飛機後，因為不適應當地的天氣，身體很不舒服而且發燒，他吃西藥退燒，可是藥效一過體溫又再升高，這樣反反覆覆持續兩天，眼見上場的日子就要到來，他感到很焦慮。幸好，何宗融醫師在賽前抵達雅加達，趕緊以針灸治療，快速緩解了他的症狀且不再發燒，讓他可以站上球場，擊出一支完美的兩分全壘打，贏了對手韓國隊。

針灸刺激穴道治病，令人連想到在武俠小說裡，「彈指神功」、「凌空打穴」等蓋世武功，只要用手指點在對方的穴道，就可以將人制伏。這些情節其實都是源自於中醫的經絡學說，只是小說比較誇大。近一百年來講究科學實證的西醫當道，然而源自中醫「經絡學說」的針灸和推拿，一直都是國人相當重視的醫療方式。針灸，指的是「針刺」與「艾灸」。「針刺」主要以不鏽鋼針刺入皮膚穴道，會有痠、麻、脹、重等感覺；「艾灸」則是將艾絨揉成小團或長條狀置於穴道上，使之薰灼之後產生溫熱，透過穴道進入人體治療疾病。人體的經絡穴道，雖然肉眼看不見，但經過老祖先數千年的經驗累積，它的存在早已被認定。

和針灸有異曲同工之妙的推拿，也是國內很盛行的傳統醫療方式。一位有眩暈現象的婦女來中醫部求診，她先前在西醫檢查一切正常，但中醫發現她的頸椎兩側肌肉僵硬，影響頸動脈輸送血液到腦部的功能，因此造成眩暈。中醫以推拿及針灸進行治療，讓患者頸椎旁邊的肌肉得到舒緩，眩暈現象也就不藥而癒了。

很多人容易將推拿與按摩混淆。簡單來說，按摩屬於筋骨舒緩及身體放鬆的手法，推拿則是中醫的醫療方式之一，和針灸的原理如出一轍，加強在穴道上的按壓，以刺激穴道的方式，再加上推或抬的手法，並不僅限於舒緩筋骨痠痛，許多疾病都可以治療。中醫會根據自己擅長的醫療方式，選擇針灸、推拿，或兩者搭配為患者治療。

國內的中醫院所過去由醫師為患者診斷後，若有需要推拿則由推拿師執行；後來衛福部規定，推拿屬於醫療行為，必須由合格中醫師執行。但現實的狀況是許多中醫院所人力不足，不再提供推拿醫療，而推拿師則轉到民俗調理業，然而程度參差不齊，造成許多人就醫時無所適從。希望未來相關單位可以在專業的醫療院所中規範，並透過訓練及考試增設推拿輔助人員，才是民眾之福。

中西醫如何合併治療

既然中西醫各有所長，該如何結合？

國內由醫療院所正式推動的中西醫合療，最早在一九八七年從中國醫藥大學附屬醫院開始，當時創立了中西醫結合門診，中醫師和西醫師在同一個診間為病人看診，所開的藥方就是中西藥同時處理。國內許多資深的中醫師都是由中國醫藥大學培育，在醫師的養成教育過程中，必須同時接受西醫訓練，許多醫師都取得中醫和西醫執照，但根據國內醫師法規定，執業醫師在中西醫之間只能選擇其一。

而將中醫從門診推到治療急重症的第一線，是由林欣榮院長大力推動；他是國內健康類雜誌第一品牌《康健雜誌》所推崇的中西醫合療重要推手之一，讓中醫直接進入急診和加護病房，為腦傷病人針灸。後來也將這套方法帶到花蓮慈院，醫師會主動詢問病患或家屬是否需要中醫會診，並即刻協助安排。

每個禮拜二、四、五，從早上十點半到下午一點，何醫師帶領中醫師團隊，從腦神經外科、神經外科、腫瘤科、內分泌科，甚至加護病房剛動完手術不久的病患，都逐一查房會診及針灸治療。在兩個多小時的時間裡，他們馬不停蹄，上上下下繞遍整個花蓮慈院西醫部的住院病房樓層，這還不包括中醫部專責的中醫病房「自在居」。

「西醫有各種精密的檢驗儀器，也可以在病患危急的時候立刻手術治療，但以腦中風或車禍腦傷的患者來說，通常手術之後就是長期臥床，甚至不知道有沒有醒來的一天。如果中醫可以在手術之後的黃金期立即介入，以針灸和藥物為病患醒腦開竅，可以得到很好的療效，我們有很多案例，患者能醒能走。」

何醫師曾為一名車禍腦傷出血、才開完刀送進加護病房兩三天的病患針灸。當他扎下第一針，昏迷的病人馬上發出「啊」的一聲，並皺起眉頭，身體稍微動了一下。何醫師舉起了大拇指，為病患加油打氣，「會感覺到痛，很好！這是好現象，你會愈來愈進步。」

中西醫合療的成功案例，靠的不是奇蹟，以中醫的觀點，認為「不通則痛」，經絡不通，通常人體會感到「痛」。經絡上分布著三百六十一個穴道，透過針灸在穴位上刺激，引起皮膚內的接受器反應，將訊號傳達到大腦皮質區，產生腦內啡，可降低疼痛感。但下針時的痠、麻、痛、重，一般都還是會有感覺；若陷入昏迷意識不清的病人，還能在下針時對有所反應，是一個好現象。

此外，現在醫學專家已經觀察到，經絡有點類似神經系統，針灸可將痛覺神經阻斷，達到止痛效果。但是經絡又和神經系統不同，神經系統可以利用解剖觀察，經絡完全看不到。專家也發現，經絡不只是通過神經系統，可能也經過淋巴、血液，或其他內分泌系統，但目前路徑仍不清楚，目前還在進行研究中。

若以西醫的語彙來解釋中醫的治病原理，以腦中風患者為例，當腦細胞受損時，會引起身體的再修護系統，產生自由基、一氧化氮、麩胺酸等物質，同時也會產生抑制發炎作用，但這個作用反而會造成腦細胞再次受損。中醫的治療是把這個過程中斷，避免腦細胞死亡，然後再用其他方法活化受傷的腦細胞，並且讓自體的修補功能發揮作用。

中西醫合療的未來發展，需要更多共同的語言溝通才能更成功。例如，「腦中風」這個名詞，很多人都以為是西醫的病名，其實它是中醫病名，意思是「風入腦」。腦中風的英文是 Cerebrovascular event 或 Cerebrovascular accident，意思是腦血管意外事件。中醫所講的「風」，是指疾病，腦部入侵風邪，所以稱腦中風。

有鑑於中西醫對病名的稱呼不統一，將會成為結合的一大門檻。因此，中國醫藥大學中醫學系客座教授林昭庚編纂的《中西醫病名對照大辭典》，收錄八百六十四種西醫疾病病名、一千六百七十七種中醫病名，是被聯合國教科文組織列為保護非物質文化遺產的重要資料。

最「簡便廉效」的醫療模式

中西醫合療在也運用在義診的醫療方式上。「一針二灸三用藥」，自古中醫講究「簡便廉效」，意思是愈簡單、有效的治療方式愈好，因此針排第一位，再來是艾灸，然後才是必須經過炮製的中藥。

在何醫師外出醫療包裡，隨時都會帶著針，以備不時之需。在一場演講分享會之後，一位在臺下聆聽的民眾突然感覺不適，從椅子上往旁邊傾斜，直直跌落下來。何醫師當場拿出針替他進行針刺治療，馬上就恢復精神。一根針的造價便宜，且方便攜帶又可立即見效，是最佳的中醫義診治療工具。

二〇二一年四月二日，這一天在許多人心中烙下了難以抹滅的傷痕，臺鐵太魯閣號列車在花蓮秀林鄉清水隧道口發生意外，震驚了全國民眾的心，車上有將近五百名乘客生死未卜。

花蓮地區的警消人力在第一時間即刻抵達現場救災，花蓮慈院也啟動發生重大事故或有大量病患須緊急處理的「紅色九號」警戒，醫護人員一接到通知立刻進駐現場，啟動中西醫合療。

事故現場令人不忍卒睹，病人在救難人員的協助下從第八節車廂下來，他右肩劇痛，且受到很大的驚嚇，除了表達疼痛以外，一直無法言語。他被送到國軍花蓮總醫院北埔總院區，照了電腦斷層和右肩的X光，排除腦出血及骨折之後，立刻由慈院的中醫師接手診斷，發現他的右肩因為撞擊造成肩胛骨錯位，便利用中醫傷科的手法幫忙復位，並進行針灸及雷射針灸治療，狀況立刻就改善了。

有一位阿美族乘客，不顧自己的傷勢，盡力幫忙其他受困在車廂內的乘客，他的右手因為過度施力，完全抬不起來，也是在中醫針灸的緊急處置之後，馬上就恢復了。

在這場傷亡慘重的事故現場，對於來協助救難的警消及志工，也都是極大的身心壓力。當天氣溫很高，有一位救難的志工中暑，送到花蓮慈院急診室，中醫師用雷射針灸幫她把氣血補回來，恢復體力之後，她又立刻衝回去幫忙。

除了身體上的創傷，心靈上的撫慰中醫師也適時給予幫助。當大量的急診傷患狀況解除，病人轉入加護病房及後送病房，花蓮慈院身心醫學科醫師、中醫師在花蓮市立殯儀館外啟動了安心關懷站，這裡有許多罹難者家屬及刑警人員，每一個人的內心都承受著巨大壓力。

中醫師為刑警人員進行看診服務，透過把脈發現每一個人的心脈及肝脈都非常細浮，也都有肩頸痠痛的情況；他們在殯儀館內三天三夜都沒有出來，因為要做全程錄影，協助法官進行存證、搬重物等作業，沒有辦法好好睡覺，身體處於極度疲倦的狀態。中醫師運用艾灸幫助他們補足身體元氣、用拔罐放鬆肩頸，又在耳穴貼豆，以達安神、鎮靜的功效，也有助於睡眠。

醫學的核心價值，是以人類的生命健康為目標，大家應該要屏除本位主義的成見，只要是有效、有用的醫療方式，都可以嘗試彼此互相合作，傳承前人的醫療智慧，同時也打開未來發展的新領域。

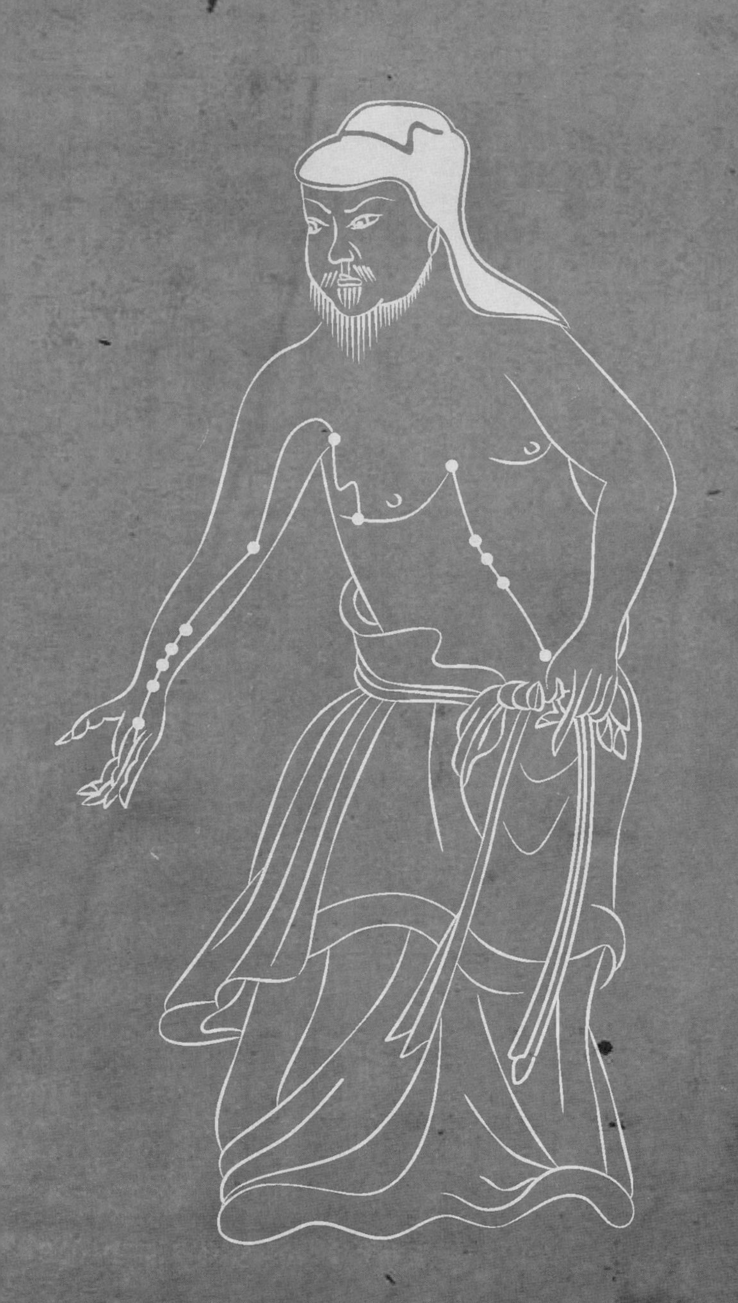

外傷科

形樂志苦，病生於脈，治之以灸刺。形樂志樂，病生於肉，治之以針石。形苦志樂，病生於筋，治之以熨引。形苦志苦，病生於咽嗌，治之以百藥。形數驚恐，經絡不通，病生於不仁，治之以按摩醪藥。是謂五形志也。

《黃帝內經・素問・血氣形志》

神奇拉直的駝背——筋骨錯位

——何宗融（中醫副院長）

為八十五歲高齡的爸爸圓滿了後事之後，秀桃一家人暫時告別老母親，各自返回自己的家。

秀桃手握著駕駛盤，從後照鏡看見老母親跟他們揮手道別後轉過身進屋時的痀僂背影，心中不免擔憂。她一路上都在思索：媽媽年紀大了，身體又不好，往後只有一個人住，真的不會有問題嗎？

回想起小時候，父母親都要下田工作。有一天傍晚，媽媽拖著疲憊的身體回家，在路上被一輛疾駛而過的機車撞到，肇事者馬上將她送醫。但是，當時鄉間的醫療資源不發達，經過治療以及近一個月的休息，雖然沒有大礙，卻留下了後遺症，她的脊椎有向前傾的現象。

當年三十多歲的媽媽，雖然背無法打直，但多年下來也習慣了，從來沒有聽她喊不舒服，或有任何抱怨。

最近這幾年不同。媽媽年紀愈來愈大，駝背的情況更嚴重了，而且常喊背痛。老家有兩層樓，她每天要爬上二樓到臥房睡覺，才十幾個階梯都會爬得很喘。秀桃每次回家都會帶她去看醫生；醫生說，媽媽是因為年齡增長，有骨質疏鬆的問題；加上早年車禍的因素，所以脊椎愈來愈彎，並壓迫到胸腔導致心肺功能受影響，所以容易喘。

聽起來似乎沒有辦法醫治，只能吃藥緩解不適；秀桃還買了各種保養品，讓媽媽補充鈣質。

但是，父親去世後，只剩媽媽一個人住，真令人擔心。秀桃若有所思的神情被一旁的先生看見，他說：「我們把媽媽接來住一陣子，妳覺得好嗎？」

「你總是能猜到我心裡在想什麼……」秀桃轉過頭來看著先生，嘆了一口氣說：「只怕她不願意，因為她不想麻煩別人。」

「她如果想一個人繼續住在老家，駝背問題一定要先治療，至少不能再惡化下去。」先生說道。

「我知道……但是，連醫生都說沒辦法，真的還有希望嗎？」說到這裡，剛好經過一個路口，秀桃轉動方向盤要向右轉，她的左上臂突然感到一陣疼痛，「啊！」她輕輕叫了一聲。

「肩膀又痛了嗎？妳也要找時間去看一下醫生啦！要不要換我開？」先生問道。

「好，等我開到前面停下來換。我這是五十肩嗎？下禮拜去看。」

都是骨頭錯位惹的禍

大約三個月前，秀桃早上醒來時突然感到左上臂隱隱作痛；原本以為只是睡覺姿勢不良，擦一點痠痛藥膏就可以。沒想到，過了好幾天疼痛沒有消失，手臂不動的時候還好，一抬起來就會痛。她擔心是否得了五十肩，畢竟年紀差不多了，但又不是痛在肩膀，所以一直沒有想到要去看醫生；總覺得只是個小毛病，也許再過幾天會好。

說也奇怪，當她決定要去看醫生時，沒過幾天，左上臂就不會痛了。「太好了！」她心裡暗自欣喜，但沒有放在心上，馬上又去忙別的事，就把這件事忘記了。

大約半年後，秀桃的姨媽腦中風住院；她去探病時，聽姨丈聊起這次接受中西醫合療，姨媽的身體復原情況良好，進步的速度連家人都驚訝。姨丈非常推崇姨媽的主治醫師何宗融，說他的醫術高明，很多西醫束手無策的疑難雜症，他都可以治癒。

秀桃心裡出現了一道曙光：媽媽的駝背問題，就請何醫師看看吧！

一個月後，秀桃就把媽媽接到家裡來住。媽媽只答應來住半個月，因為她不放心家裡空蕩蕩的沒有半個人；秀桃先答應媽媽，反正一切等她來了再說。

她們來到何醫師的診間，秀桃說明了媽媽的情況。

「人老後脊椎前彎，導致關節錯位，周圍韌帶、肌腱被拉扯，全身一定會痠痛，這在中醫叫做『骨錯縫、筋出槽』。只有讓脊椎恢復原本的狀態，才有機會改善。」何醫師以中醫傷科的太極手法，把彎曲的脊椎一個關節、一個關節地鬆掉。這個畫面看起來，就像武俠小說裡的神醫幫人治病，只不過換成現代的場景。

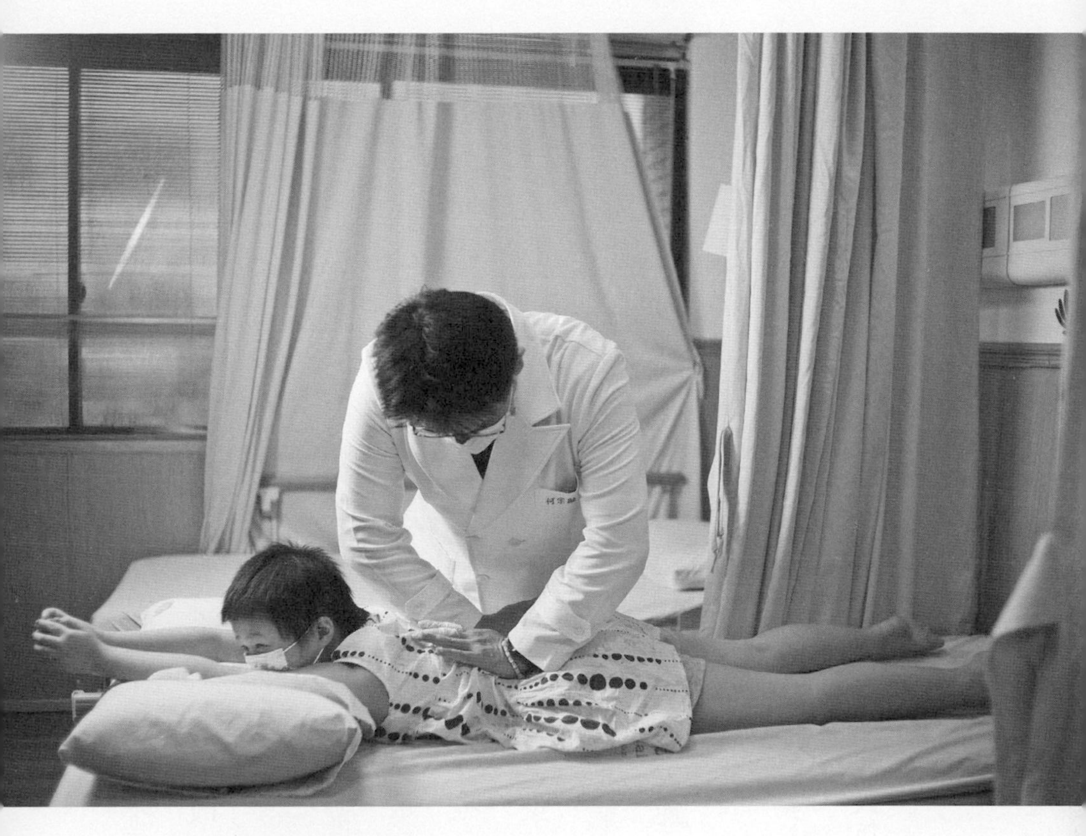

傷科推拿手法分成少林手法和道家手法，何宗融醫師先進行診斷後，再運用合適的手法治療。

「現在身體應該有比較舒服一點，背是不是比較不痛了？」何醫師問道。

「真的耶！」老人家感覺的確舒服多了，但還也不敢一下子就把背挺起來。

「大約十五分鐘後，妳再試著把背挺起來。」

老人家遵照何醫師的叮囑，在秀桃陪伴下走出診間，在候診室休息了一會兒，差不多十五分鐘後，她鼓勵媽媽輕輕把背挺起來。

「天啊！這是真的嗎？」如果不是秀桃親眼所見，她真的不相信眼前的奇蹟：媽媽向前傾的背，一節一節地慢慢挺起，老人家自己也感到不可思議。隨著逐漸打直的背脊，她覺得胸腔變得開闊，呼吸也順暢了。

她們在何醫師看診的空檔再進入診間，母女兩人掩不住驚喜的神情：「何醫師，我媽媽的背挺起來了！」

「真的太好了！」何醫師抬起頭來，才短短十五分鐘，這個變化雖然是在他的預料之內，卻也為老人家感到高興。解決了長年困擾她的駝背問題，不僅僅消除了疼痛，連帶之前受影響的心肺功能，也因此可以恢復到較好的狀態。

「何醫師，我另外有一個問題可以請問您嗎？」秀桃突然想到她之前的左上臂疼痛。

「當然可以！」

「好幾個月前，我的左上臂突然疼痛，但只有手抬起來的時候才痛，持續了三個多月，有一天又突然不痛了。這是怎麼回事？會是五十肩嗎？」

「不是五十肩，這也是『骨錯縫、筋出槽』的現象，骨頭突然錯位了，拉到了筋，所以導致疼痛。但錯位的距離只有一點點，透過X光影像也不容易看得出來；哪一天不經意的一個動作，又讓骨頭恢復原位，疼痛就消失了。」何醫師繼續詳細說明：「這種情況，西醫通常會開消炎止痛劑；只是，最根本的問題還是要讓骨頭復位，透過中醫傷科的太極手法就可以治療。不過，妳現在已經好了，就不需要了。」

「原來如此！」秀桃心中的疑惑突然解開了。

在回家的路上，媽媽帶著落寞的神情輕聲地說著：「早知道就早一點來，也許妳爸爸的病可以治得好，至少最後一段日子可以過得比較舒服。」

「媽，只要妳好好照顧身體，我們都健康平安，爸也會很高興。」秀桃安慰媽媽，「何醫師有說，改善駝背的問題只是第一步，接下來還是要繼續回診治療。」

「那當然，我的健康就是子女的福氣。」媽媽終於露出了久違的笑容。

秀桃心裡也在暗自欣喜，根本不用她多說什麼，神醫的妙手就已經讓媽媽充滿信心，願意留下來多住一段時間了。

【中醫行醫筆記】

脊椎與健康

人體的脊椎有三十二到三十四塊脊椎骨，通常以三十三塊為最多，包括七節頸椎、十二節胸椎、五節腰椎，以及薦椎和尾椎連接而成，共同支撐起肩膀、上肢及頭部。脊柱中間有負責傳達訊息的中樞神經，並由椎間孔穿出的神經架構成一個緊密的系統，維持身體各部正常的活動與運轉。

正常人的脊椎從正面看是筆直的，像一個I型；從側面看，則是頸椎及腰椎前突，即向內凹的弧度，胸椎及薦椎為後突的弧度，像一個S型。一旦脊椎出現異位、側彎等異常現象時，將會壓迫神經，使肢體痠麻疼痛，甚至引起全身性的臟器病變。

例如，頸椎神經受到壓迫，可能造成頸部、肩部、手肘、手部的麻痛疼痛或無力，嚴重者會引起腦部缺氧、頭暈、頭痛、失眠及腦神經衰弱等問題；如果胸椎神經受壓迫，則會造成胸悶、氣喘、支氣管炎、心律不整、憂鬱、胃腸功能吸收不良、排泄異常、胃潰瘍及過敏等現象；如果腰椎神經受迫，常見的則是坐骨神經痛，而痔瘡、便祕、經痛、陽痿、膀胱無力等症狀，也與腰椎神經受壓迫有關。

骨錯縫、筋出槽

中醫所稱的「骨錯縫、筋出槽」，指的是筋骨錯位，也就是因為外力或其他因素影響，導致筋骨不在正常的位置。

以脊椎來說，脊椎周圍有許多不同的韌帶群和肌肉群，它們就像是脊椎的保護層，在正常的活動下，可以保護脊椎不受傷。但是，如果受到車禍、跌倒、劇烈運動等外力撞擊，或長期坐姿不正、搬重物或日常生活的不良習慣，甚至營養失衡導致鈣質的流失等，都有可能造成脊椎的移位，而出現不同的痠痛麻問題。

透過中醫骨傷科的復位手法，可以讓錯位的筋骨恢復原位；通俗一點的說法，就是把骨頭「喬正」。手法可分為少林、道家兩大手法。少林手法是使用瞬間或穩定且較大的力道，讓關節、骨骼回到原本的位置；道家手法是走圓、走空、走太極的方式，讓組織回到適當的位置，或是調整張力、進一步讓關節回到平衡的狀態。

立即消腫止痛——緊急緩解運動傷害

——何宗融、沈炫樞（中醫部醫師）

阿陵雙手抓著地上的槓鈴，正準備一鼓作氣將它高舉過頭時，突然腰椎一陣疼痛；「啊！」她放下槓鈴，感覺大事不妙，怎麼會不小心拉傷了！

再過八天就要前往巴西里約參加二〇一六年奧運；她一開始練習角力，給自己的目標就是要參加奧運。最近幾天，她都在進行常規的重量訓練；沒想到，一個不留神，竟然發生運動選手最擔心的事——運動傷害。

「該不會無法如期參加比賽吧？」她感到下背部劇烈疼痛，坐也不是，站也不是，躺下來或行走也都疼痛不堪。她拿出平常準備的藥箱，裡面有消炎止痛藥；她配著溫開水吞服了一顆，過了一、兩個小時，情況還是沒有好轉。

其實，阿陵在吃西藥的時候也很擔心，萬一藥品裡含有禁藥的成分，那就很麻煩了。正當她躊躇不決的時候，突然想起，以前曾經拉傷肩膀，手痛到舉不起來；她去看西醫，注射了高濃度的葡萄糖增生液，以修復受損的組織，但效果不是很好。她之後又去看中醫，醫師用針灸立刻就緩解了疼痛。這一次的經驗，令她印象十分深刻。

所以，當她知道何宗融醫師要來國家運動中心的時候，她感到非常幸運地說：「我知道何醫師，他是臺灣第一位隨隊參與國際賽事的中醫師，很多人都聽過他治病的神奇故事。」

立即緩解下背部疼痛

「何醫師，我的下背部很痛，是在運動的時候受傷的；我還有一個禮拜就要出國參加奧運比賽，所以很擔心現在的身體狀況。」阿陵一進到診間看見何醫師，雖然難免還是有點焦慮，但心中的大石已經放下了一半。

「別擔心，一定可以成行！」何醫師篤定地說道。

事實上，「跌打損傷」原本就是中醫的強項，除了骨頭、韌帶斷掉外，其他運動傷害中醫幾乎都有解方。中醫裡的傷科手法，包含推拿、手法復位等適合大範圍面積的治療，針灸則可用在局部的消腫止痛。

何醫師幫阿陵用耳針、針灸、整復，前後不到三十分鐘，疼痛指數立即從八降到三；原本痛到坐立難安的她，下背部竟然不痛了！

「雖然早就聽過何醫師的醫術高明，但自己親身體驗，還是感覺不可思議。」她在診間忍不住直呼實在太神奇了。

「對於運動員來說，最重要的是能上場應戰。尤其是角力、空手道、跆拳道、拳擊等競技選手，在比賽過程中，常會因激烈的攻擊，不慎造成骨頭之間卡住，使筋僵硬，而沒有在正確的位置上。」何醫師耐心地解釋：「這在中醫骨傷科裡叫『骨錯縫、筋出槽』。我先用針灸的方式讓你止痛，再用推拿和整復的手法，讓稍微錯位的骨頭復位。妳回去可以適當地鍛練，回到賽場上絕對沒有問題。」

何醫師的一番話讓阿陵感到很安心，這一趟真是不虛此行。

一個禮拜後，阿陵如願成行，成為臺灣第一個站上奧運賽場的女子角力選手。而在賽前接受何醫師治療的經驗，也讓她對中醫充滿了信心；每一次在比賽前夕，都會去請中醫調理，包括耳針、推拿、針灸、拔罐等，讓肌肉放鬆，比賽時更有爆發力。平常，她也會吃中藥，幫助身體活血化瘀，且每隔兩到三個禮拜就會去做一次全身推拿；如果有發現有任何關節及筋骨錯位的情況，就一併「喬」回到正確的位置。

「這就像是我平常都要做的例行訓練一樣，不是生病了才找中醫。」阿陵總是這樣告訴身邊的親友和隊友們。

腳踝復位重回賽場

在二〇一九年十月的臺灣全中運動會中，花蓮慈院的中醫團隊，又讓人經驗了一次奇蹟。

小維是花蓮縣跆拳道選手，在這場比賽中，一路過關斬將，眼看最後一場冠亞軍爭奪戰即將開打，他勝算在握，大家也都很看好他。

但是，誰都沒想到的意外竟然發生，他在打入冠軍賽的前一場賽事中，不慎扭傷右腳踝，痛到無法走路。

「沈醫師，我扭傷腳踝了。」他非常沮喪，一拐一拐地來找隨隊中醫師沈炫樞醫師。

沈醫師察看了他的情況說：「別擔心！是骨頭有些微錯位，我可以馬上幫你恢復，還好不是韌帶撕裂傷。」說完，立即為他進行腳踝復位，並以推拿放鬆肌肉。

小維試著把右腳穩穩地踏在地上，真的感覺不痛了；他再小心翼翼地向前走幾步，「沒問題了！我可以重回賽場，太感謝您了！」

他如願上場力拚冠亞軍，雖然受腳傷影響，幾次在攻擊時倒地，遭到裁判警告扣分，但最後仍奪下一面銀牌。全場歡聲雷動，為他不屈不撓的運動家精神而感動。

【中醫行醫筆記】

緩解運動傷害

一般來說「韌帶撕裂傷」的患者，從治療、復健，到完全恢復，起碼要一年以上；但透過中醫的妥善療程，大約兩個月就可以獲得改善。而除了骨頭錯位、韌帶撕裂傷以外，常見的運動傷害還有肌肉拉傷、緊繃、痠痛等，這些都可以中醫治療緩解。

以短跑或跨欄的田徑選手來說，最容易受傷的位置是大腿後肌，在訓練完後以「延遲性肌肉痠痛」最常見；而在棒球運動中，無論是投手投球、野手傳球，還是打者擊球，最容易受傷的就是發生在肩膀的「旋轉肌群撕裂」。這些運動傷害如果施以針灸治療，隔天就不會出現肌肉痠痛，後續的訓練也不受影響。在西醫的復健科物理治療也有類似的肌肉放鬆療法，這些介入性治療都可以讓選手在下一場賽事恢復正常狀態。

特別提醒大家，一般人都知道在運動前必須先暖身；其實，在訓練結束後的肌肉放鬆一樣也很重要。即使無法立即接受肌肉放鬆的治療，在當天晚間或隔天泡溫水、拔罐、按摩或針灸，都可以緩解運動後的痠痛，也比較不容易在之後接連的訓練中受傷。

讓人好奇又驚奇的針灸

——海外義診脫臼、下背痛

——何宗融

二〇一九年三月，在莫三比克雅瑪郡的堤卡中學，一位大約十歲左右的小男孩，跟在媽媽的後面，怯生生地來到何宗融醫師面前。

小男孩緊皺著眉頭，身體微向左側傾斜，右手輕扶著左肩；他雖然不發一語，但光看神情和動作，何醫師就知道他的左肩脫臼了。

他坐在何醫師面前，眉頭緊皺，眼淚都快掉了下來。

「他不小心跌倒，左手痛到抬不起來。」媽媽透過翻譯志工，把小男孩的情況告訴何醫師。

「很快就不痛囉，醫生叔叔有辦法！」何醫師對小男孩微笑，讓他不再那麼緊張，先把身體放輕鬆。

何醫師用手輕觸他的左肩，以輕柔的手法感覺骨頭錯位的地方，再稍加施力推拿。然後，一面安撫著小男孩，同時快速地幫他針灸；在他還沒有察覺到醫生叔叔拿出細細長長的針，就已經完成針灸治療了。

「把手抬起來試試看。」何醫師說。

小男孩有些遲疑，他緩緩、慢慢地抬起手，當上手臂與肩膀差不多四十五度角的時候，他就停了下來；因為他之前只能抬到這個高度，再往上抬高，肩膀就會很痛。

「可以的，試試看！」在大家的鼓勵下，小男孩試著再抬高一點，「咦？不痛！」他再抬高一點，然後又把手臂整個舉高，他簡直不敢相信，手真的不痛，還能輕鬆地揮揮手。

大家都為他鼓掌，何醫師也舉起了大拇指，給他一個大大的讚。小男孩的笑容像陽光般燦爛；眼前這位從臺灣來的醫生，實在太神奇了！

中西醫東非義診

何醫師是隨臺灣慈濟人醫會，及四大洲六國慈濟人醫會醫療團前來義診的醫師之一。就在不久前，熱帶氣旋伊代侵襲非洲，造成東非辛巴威、馬拉威、莫三比克嚴重災情，醫療團隨即刻組成，並在最短的時間前往莫三比克。

義診場地在堤卡中學，當地因為醫療資源匱乏，大家一聽到有醫師要來義診，不少人一早就來排隊。第一天義診，就服務了六百七十人次。

醫療團裡有中西醫。看到何醫師只用針就能治病、而且效果立即可見的中醫療法，不只左肩脫臼的小男孩對何醫師佩服得五體投地，雅瑪郡郡長荷西（Tome Jose）接受何醫師診治後，因為效果良好，也帶媽媽來看診。

「我要派人去臺灣學中醫！」荷西非常感謝何醫師。初次接受中醫治療，他不僅感到神奇，更希望能讓這麼好的醫療方式在當地生根。

中醫療法走入約旦

中醫在東非發光，也在同一年七月進入約旦。何醫師和陳中奎、陳韋任共三位中醫師，與約旦義診發放團同行，首次將中醫義診帶入這個沙漠中的穆斯林國家。

在當地，也是相同的情況，眾多的民眾前來排隊請中醫治療。一位一百多歲的阿媽，爬行著進入臨時的診間；何醫師急忙起身，和旁邊的志工一人一邊將她扶起來坐在椅子上。

「這幾天她一直打嗝，什麼方式都試過了就是停不下來。」翻譯志工告訴何醫師，阿媽打嗝打到心慌，晚上都睡不好覺。

何醫師為她看診之後說：「打嗝在中醫叫做『胃氣失和』，也叫『呃逆』，可以用針灸治療。」他在阿媽手上的合谷穴、腿上的足三里穴，以及可以補益腎氣、壯腰膝的穴道針灸。

「先休息一下，應該就會好很多。」何醫師請阿媽先到附近坐一下，繼續為其他患者看診。

阿媽在一旁坐著休息；也許是太累了，一直睡不好覺的她竟然閉著眼睛睡著了。大約十五分鐘後，她被旁邊的聲音驚醒，睜開眼睛，發現自己不再打嗝；她向何醫師的方向望去，臉上滿是驚喜。這時，正在看診的何醫師也發現阿媽的打嗝停止了，他回報以微笑，也舉起雙手大拇指給了阿媽一個大大的讚！

阿媽在志工的協助下離開之後，又來了一位七十三歲的老先生；他手扶著腰，一跛一跛地走進診間。

「老先生從杜拜搭飛機過來。」志工告訴何醫師。

「從這麼遠的地方來！」他嚇了一跳。

「他說他不明原因下背痛，腳也很麻；杜拜的醫生說要開刀，他有點害怕。聽說慈濟的醫師來這裡治療，所以他請兒子帶他過來給中醫看看。」志工翻譯給何醫師聽。

何醫師診治之後說：「他的情況在中醫是屬於筋傷、痺證。」他幫老先生在腿上的陽陵泉、以及下背的腎俞穴針灸。

剛開始針灸，老先生說他沒感覺；何醫師要他再等一會，因為還要幫他放血。在放血的時候，前面十五分鐘，他還是沒什麼感覺；等到了三十分鐘

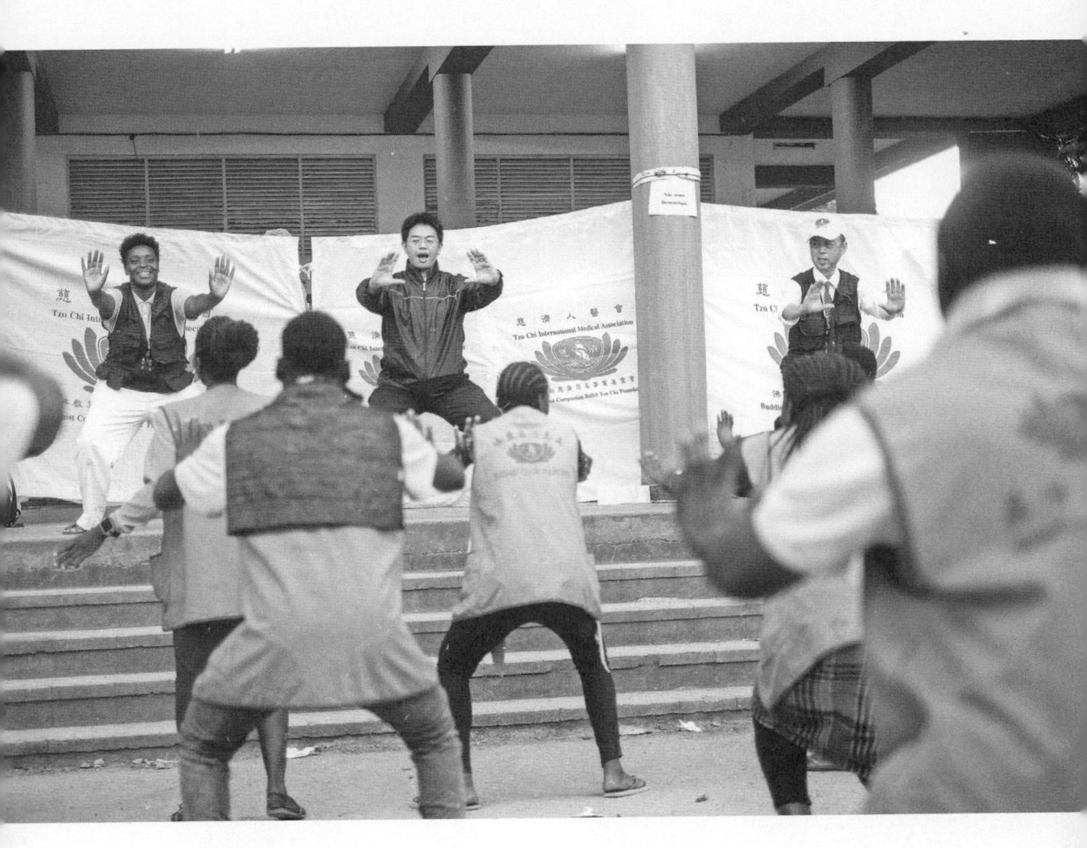

何副院長於海外義診之餘，也教當地志工及民眾幾式基本的太極拳法強身健體。

後，他試著動動身體、挺挺腰，「好神奇喔！不痛了！」老先生不斷向何醫師道謝。

每天頂著攝氏四十多度的高溫，三位中醫師同時為上百位患者治療。不需要太多設備且立即可以看見效果的中醫，在缺乏醫療資源的地方，的確可以為當地人帶來即時的醫療救助。

在義診之餘，何醫師還把握時間，教當地人及志工幾式基本的太極拳法，希望大家透過鍛鍊身體，促進自己的健康。

一行人結束義診回國之後，證嚴上人除了勉勵大家的辛勞，更問道：「有沒有見苦知福？」的確，何醫師在心裡提醒自己：「只有見到了苦，才知道自己多麼幸福。」

【中醫行醫筆記】

痺（古字為痹）證

痺證是一種以肢體、關節等處痠、痛、麻、重，以及屈伸不利等為主要症狀的病證；西醫所稱的風濕性關節炎、骨關節炎、類風濕性關節炎，以及某些神經痛等，都可歸屬於痺證。

痺證之說，最早見於《黃帝內經》中的〈素問・痹論〉：「風寒濕三氣雜至，合而為痹」；〈素問・舉痛論篇三十九〉也提到，痺證是指人體體弱，再受到風、寒、濕、熱之邪，經脈氣血無法暢通，導致肌肉、筋骨、關節產生痠、痛、麻、重的感覺，或關節腫脹、變形、活動障礙等。

《黃帝內經・素問・痹論》同時還提到，針灸可治療痹證。包括後來的中醫經典《針灸甲乙經》、《備急千金要方》、《針灸資生經》、《針灸大成》等，也都有針灸治療痺證、四肢關節疼痛麻木、屈伸不利等的豐富資料。

放血治療

放血又稱為「針刺放血療法」，是以針具或刀具——例如注射針頭或採血片，將瘀血腫脹處或其他特定部位刺破、劃破，放出少量的血液，有時候還會利用拔罐吸出血液。

中醫放血治療所放出的血量至多只有二十至三十西西，和一次捐血的量兩百五十至三百西西相比，其實並不多；但這些必須排除的「離經之血」，是人體因為外傷或疾病而偏離了正常經絡運行的血液。中醫認為「久病必有瘀」，而且「瘀則不通，不通則痛，不通則病」；將這些血液排掉，可以避免阻塞經絡導致疼痛或疾病。

例如，靜脈曲張，或挫扭傷造成的瘀青腫脹，可利用放血幫助緩解及除瘀消腫；若是腰背痛時，則一般會在膝關節後側的「委中穴」放血治療。

小兒牽拉肘

小朋友活動力旺盛，有時太過好動，家長會出力將小朋友一把抓住，或是跌倒時太過使力拉小孩的手……

小心！這些不經意的動作很可能會造成孩子的肘關節受傷，發生「牽拉肘」，也就是橈骨頭脫位的傷害。

人類的肘關節由橈骨、尺骨及肱骨組成，中間有環狀韌帶，可以保護這些骨頭不要過度移位。但五歲以下的孩童，因橈骨發育不全，當他們手臂伸直時被大人牽拉的力道太猛，很容易讓橈骨頭從環狀韌帶脫出，滑出關節，造成半脫位的狀況。

中醫治療小兒牽拉肘，會先用按壓的方式檢查，確定只是單純脫臼沒有骨折，再運用手法復位，然後以針灸或中藥外敷來加強治療，很快就能痊癒。

扭傷立即緩解——腳踝扭傷

——陳中奎（中醫教育中心副主任）

小蘋屈膝跪坐在地上泡茶。她端起一個小茶杯，輕輕閉上雙眼，仔細嗅聞著茶湯香氣裡的細微變化，「好像春天的森林氣息！」她啜飲一口，讓茶湯在口腔裡漸次打開味蕾，鮮活芬芳不停地流轉著，然後再讓茶湯順著喉嚨緩緩而下，品味從喉間湧入口腔的回甘滋味。「太美好了！」她深深沉醉其中。

這時，手機來電響起。她放下茶杯，從地墊上站起來，這時才發現自己的雙腳因為跪太久而麻掉；但已經來不及了，她因為站不穩而整個人跌倒在地。「好痛！」她用雙手抱著右腳踝，痛到眼淚都快流出來。

她忍著腳痛，一拐一拐地走去接電話，原來是媽媽。「媽，什麼事啊？」

「我的訊息妳都沒在看！」

「我在泡茶啦！」

「怎麼有氣無力的？」媽媽似乎感覺到她的聲音有點不對勁。

「沒事啦！就是腳扭傷了。」

「趕快先冰敷一下，免得腫起來。妳是不是又跪坐泡茶啊？幹嘛不坐在椅子上？」

「我是在練習啦！」小蘋不想解釋太多。泡茶是她的興趣，跪坐泡茶也是必須體驗學習的課程之一。

「我多煮了一些菜，本來是要妳回家拿的；妳扭傷腳就不要過來，我帶去好了。」

「喔！我好像現在真的不能走太多路。」

「我等一會兒就過去！」

一針立即見效

小蘋一個人在外租屋，離家不會太遠，媽媽的關心似乎隨時都在身旁；半個小時後，她帶了許多菜過來。小蘋的右腳痛到不能正常著地，幾乎是用單腳跳到門口幫媽媽開門。

「有沒有冰敷啊？」媽媽問。

「有啊！可是還是很痛。」

「是不是應該去國術館看看？去年你大舅媽也是扭傷腳踝，就是去給人家『喬』的。」媽媽說完，立刻撥電話給大舅媽。

「千萬不要去給人家『喬』！」大舅媽在電話那頭說道，「我搞半年都好不了，最後還是去看中醫才好的。」

小蘋馬上上網去查腳踝扭傷的治療資訊，發現還真的有不少人因為跑去國術館「喬」，反而二度受傷，拖了很久都無法痊癒。

「這可不行！我下個禮拜就要參加一場泡茶活動，我還得跪坐呢！」小蘋感到焦慮；因此，她接受大舅媽的建議，決定第二天去看中醫。

小蘋在中醫診間，向陳中奎醫師說明她的症狀。陳醫師仔細看了她的腳踝，輕輕用手觸診；「應該沒有傷到骨頭，如果嚴重的話就要拍X光了。妳的情況還好，針灸可以很快緩解疼痛。」陳醫師說道。

「可不可以不要針灸？我看到針就怕。」小蘋問。

「也是可以，但是比較慢才會好。」

「不行啊！我下個禮拜要參加活動，一定得好起來。」

「那就建議妳針灸！針灸的效果比較快。」陳醫師說道。

「這……好吧！」為了能趕快好起來，小蘋決定鼓起勇氣嘗試針灸。

陳醫師在她的右腿膝蓋，以及小腿上扎了幾針；「好痠！」她感到一陣痠麻感，但並沒有想像中的痛。

「這是正常反應。妳現在試試把右腳踏在地上。」

「現在？可以嗎？」小蘋感到不可思議。

「試試看！」

在陳醫師的鼓勵下，她半信半疑地把右腳放在地上，慢慢地踩踏下去。

「咦？不痛了！」她用雙腳往前走了幾步，原本痛到舉步維艱的右腳踝，像是整個放鬆般地輕盈。「謝謝醫師，真的馬上就好！」

「我再幫妳外敷中藥就可以了。」

「不用再回診嗎？」

「不用，過幾天應該就會好得差不多了。」

「我太驚訝了！而且，我最害怕的針灸，其實也還好，沒有很痛，只是有點痠而已。我以後應該不會怕了。」

「腳踝扭傷是常見的運動傷害，通常的情況就是像妳這樣，腳踝內翻，導致外側的韌帶受傷。」陳醫師叮嚀：「一週內還是要很小心，受傷的地方千萬不能大意，別再扭到腳了，避免重複受傷患處反覆發炎，最後造成肌肉纖維化。」

不到一個星期，小蘋的腳幾乎完全復原；她如期參加活動，用跪坐的方式泡了完美的一席茶，她感到非常滿意。當她要從跪坐的姿勢站起來時，不會馬上站起，而是先放鬆一直壓迫的腳踝，過一會兒才站起來，這麼做可以避免受傷。

這一次的扭傷經驗，讓她現在非常小心，對中醫的針灸治療也有了印象深刻的初次體會。

【中醫行醫筆記】

腳踝扭傷的中醫治療

腳踝扭傷是臨床上常見的運動傷害。除了運動場上常見之外，許多人經過不平的路面時，也有可能稍不注意腳踝就受傷了。

腳踝扭傷的情況通常為內翻，傷及外側的韌帶，依嚴重程度可分為三級：

第一級：通常局限於腳踝的前外側，局部的軟組織受傷。

第二級：出現瘀血，表示有韌帶裂傷，腫脹範圍較廣泛，在失足時有撕裂的感覺。

第三級：在外踝出現廣泛的腫脹和壓痛、瘀血，向前拉伸檢查出現鬆弛現象，在受傷時具有劇痛的撕裂感覺。臨床上超過一半的比例為前距腓韌帶單獨受傷，同時損傷外側腓和韌帶者占第二多，後距腓韌帶則很少斷裂。如果受傷後腫脹明顯、腳無法踩地，建議可先照X光確認是否有骨折。

中醫的治療則可分為急性期和非急性期。急性期以消腫止痛為主，針灸可循經取穴，利用對應針法選取遠端穴位，與局部穴位共用以增加療效；同時於局部患處外敷中藥，以及內服活血化瘀的藥方，可加快消腫的速度。如果腫脹明顯，可現場量身訂做小夾板以加壓消腫。

非急性期以溫經通絡、舒筋活血為主，針灸以活血化瘀的穴位為主，並視病人情況補氣、補血以加速復原，此時可搭配溫經通絡、強筋壯骨的中藥。

臨床上發現很多腳踝扭傷的病人都伴有腓骨的小錯位，可利用中醫的傷科手法將其復位；另外，若超過兩週仍有明顯的瘀血及腫脹，可視情況給予放血療法，讓血有出路，有助於瘀血的消散。

多重療法治癒「閃到腰」——腰椎滑脫

——沈炫樞

一場強烈颱風，春子家的一樓客廳水淹到膝蓋，來不及往二樓搬的家具也全都淹在水裡。她站在階梯上往下看，無奈地嘆了一口氣：「全泡湯了！」

「人平安就好，壞掉的家具還可以買新的，沒關係。」春子的先生阿濤看到淹水的情景，雖然也是無奈，但他天生開朗樂觀，和春子容易焦慮、急躁的個性剛好相反。

春子搖搖頭，又嘆了一口氣；「不管怎樣，反正颱風過後的大掃除是免不了。」她回到二樓坐下來等待，外面的風雨依然呼嘯著，現在真的什麼也做不了。

一整晚的風雨，到了第二天早上終於停歇，一樓的水也退了，滿地的泥濘讓春子心裡又急又慌。她一刻也不想等，馬上捲起袖子、換上短褲和拖鞋，也不等阿濤下來，就往泥濘裡衝，用雙手使力地搬起一張很大的實木椅。

「小心啊！那個很重。」阿濤話才說完，春子就發出「啊！」的一聲；她放下實木椅，雙手撐著腰，露出非常疼痛的表情。

「怎麼了？閃到腰了嗎？」

「很痛！」春子額頭上冒著冷汗。

「妳先休息，我和兒子來打掃就好。」阿濤扶著她坐下來。

單一牽引治療效果有限

這次春子不慎閃到腰，原本以為休息幾天就會好，她擦了痠痛藥膏，也貼了藥布。沒想到，兩個禮拜之後，腰痛問題沒有改善，反而更嚴重了，蹲下的時候更是劇痛。

七十歲的春子以前是一名護理師，已退休十幾年；雖然也知道身體有狀況應該早一點去就診，但總以為只是不小心扭傷而已，不用太大驚小怪。

阿濤卻不這麼認為。春子前年騎車摔倒，造成左手骨折；去年又因為下樓梯不慎滑倒，左腳骨折將近半年才好。這次腰扭傷也千萬不能大意啊！

他知道附近有一家診所很有名，很多人都會去那裡做牽引治療，也就是俗稱的「拉腰」。他帶春子去做了三次牽引治療，但效果還是有限。她的腰部是間歇性疼痛，但有時疼痛會持續一整天，坐也不是、站也不是。

她平常是一個閒不住的人，現在家裡的一切家務都得靠先生。以前她總是覺得先生打掃不乾淨，也不太會做料理，所以根本不讓他動手；但現在情況翻轉，春子頓時感到生活失去重心，心情非常沮喪。

「我一定是個性太急，老是不小心受傷。」春子很懊惱。

阿濤與春子夫妻多年，很多事情不必她開口，也知道春子在想什麼。他認真地看食譜做料理，就算廚藝不如春子，也做得有模有樣，還常特地煮她最愛的竹筍湯、綠豆湯，以及最愛的水果西瓜給她吃。

今天，春子的情況還不錯，從早上到中午都沒有喊痛，而且中午還說要親手炒兩道菜，看來她心情很好。

「好久沒出去了，我們一起去走走。」春子很想出門透透氣。

「當然好啊！不過妳還是要小心點，不要走太遠。」阿濤幫春子多帶了件外套，兩人便一起出門。

他們家附近有一座小公園，是春子每天吃過午飯後都要來散步的地方；但自從腰扭傷之後，她頂多走五分鐘，還沒到公園就痛到沒有辦法繼續走了。趁今天身體狀況還好，希望可以走到公園散步。

「我想過幾天再去做一次牽引治療，也許多做幾次就會看到效果了。」這次春子慢慢走了十分鐘，終於來到公園，和阿濤一起在涼亭裡歇息。她話才剛說完，腰又疼了。

「要不要去大醫院看看比較安心。」阿濤實在很擔憂，覺得不要再拖下去了。

春子點點頭，她同意去大醫院檢查；因為實在痛太久，她也開始擔心了。

多重療法加上自我鍛鍊

他們到花蓮慈院就診，在醫師的安排下拍X光片檢查，發現是腰椎第四、五節滑脫，光是使用牽引的方式沒有辦法治好，因此建議她到中醫部進行更有效的治療。

「醫師，為什麼牽引沒有效？」春子在中醫師沈炫樞為她看診時問道。

「不是因為牽引治不好，而是很多治療都不能只使用單一的方法，推拿手法、方藥、鍛鍊都要併用。我會幫你針灸、理筋、復位，也會開立藥方；當然，最重要的是妳一定要自我鍛鍊。」沈醫師說道。

「什麼是自我鍛鍊？」春子不解問道。

「其實就是做運動。之後轉診到復健科，由復健師帶妳一起做，就會比較清楚了。」

沈醫師說完後，先幫春子理筋：請她趴在診療床上，在腰背部施以揉法、滾法、點按法等鬆解手法。

然後進行骨盆復位：找到骨盆較高的一側，請她側躺，下方的腿伸直，另一腿屈膝並以腳踝跨放於下位腿部膝蓋後方，定位滑脫的腰椎後，施以向下、向內的力量，使腰椎狹窄處分開；再操作骨盆低側，施以向上及向內之力。

進行理筋、復位後，沈醫師再幫她針灸治療。療程結束後，她小心翼翼地坐起來、走下診療床，馬上就感覺全身舒暢，腰部的疼痛感頓時消失，似乎連走路也都變得比較輕盈，「好久沒有這麼輕鬆了！」

「我再幫妳開內服及外敷薰蒸的藥方，回去一定要確實使用，妳的情況就會改善了。對了，妳剛才說，平常喜歡吃西瓜、竹筍是嗎？」沈醫師問道。

「對啊！夏天太熱，我很喜歡這些清爽的食物。」春子回答。

「就中醫來說，這些都是寒涼的食物；可以吃，但是不要吃太多。」

「我之前煮了那麼多竹筍湯、綠豆湯，真是的……」阿濤抓了抓腦袋，沒想到自己竟然幫倒忙。

「我還很喜歡吃冰品，但最近真的很少吃了，因為我知道冰的東西對身體不好，但沒想到竹筍也是寒涼食物。」

「所以治療要從多方面著手，也包括飲食習慣的改變。」

「謝謝醫師！我真的應該早點來的，也許可以少受點苦。」

「現在不算晚，記得一定要自我鍛鍊喔！」沈醫師不忘再三叮嚀交代。

在復健科的安排下，春子向復健師學習「橋式運動」和「膝蓋抱胸運動」，在家裡也每天都會練習。

持續多管齊下的治療，大約半個月就明顯感覺疼痛消失了，但她仍然沒有間斷運動治療，也教阿濤跟著她一起做；因為復健師告訴她，不管有沒有受傷，這都是很好的訓練核心肌群運動，對身體健康非常有幫助。

阿濤當然很樂意和春子一起運動。經過這些年春子幾次意外受傷，阿濤也深刻體會健康的重要性；如果沒有健康的身體，很都事情都做不了，連心情都會大受影響；更何況，一起運動還讓他們夫妻的感情更好。「塞翁失馬，焉知非福」，這句話也許最能貼切形容他的心情吧！

【中醫行醫筆記】

腰椎滑脫的自我鍛鍊

【橋式運動】

做法：仰臥平躺，雙腿屈膝，雙腳分開並且腳掌著地，雙臂向兩側分開平放。緊繃腹部，臀部收緊並向上挺。

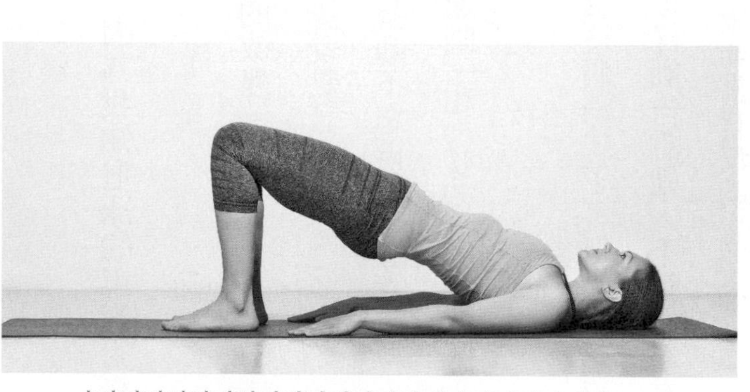

效果：主要訓練核心肌群、瘦小腹、練翹臀、伸展髖骨。

【膝蓋抱胸運動】

做法：仰臥，雙手環抱左腳單膝，彎曲至胸前，維持十至三十秒，膝蓋放下，再換抱右腳單膝，同樣維持十至三十秒再放下。

效果：可以使腰部肌肉放鬆，並使得椎間孔被打開，讓神經減壓，並重新使神經的血液循環。

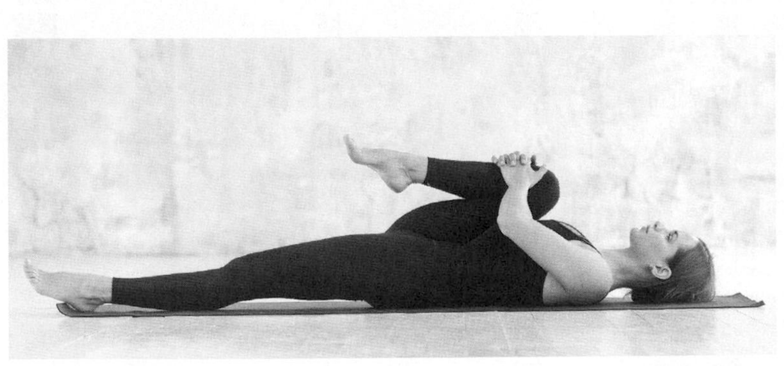

守護棒球小將——花蓮慈院運動醫學中心

——沈炫樞

花蓮縣三民國小棒球場上，小將們正在陽光下揮汗勤奮練習。這群正值青春期的孩子，活力充沛；每個人心裡都有一個夢，希望未來能朝職業棒球隊邁進。

前統一獅投手張志強是他們的教練。每一天放學之後，就是孩子們訓練的時間；他在球場上指導大家練習，仔細觀察每一個人的動作。

「阿彬，下來休息！」教練發現阿彬的右手不對勁。阿彬確實右肩疼痛，但以為沒什麼大不了，本來想忍一忍就算了；既然被教練發現，他只好聳聳肩，走到球場旁邊的座位區休息。

「不要大意，如果感覺哪裡不對勁就要講，不然很容易受傷。」教練叮囑阿彬，同時也是講給大家聽。

二〇一五年，張志強三十六歲，決定從球場退役，來花蓮帶領孩子們一起耕耘棒球夢。三民國中雖然地處偏鄉，經費來源捉襟見肘，但他只花了不到三年的時間，就讓這支球隊成為花蓮縣代表隊，在二〇一七年奪得亞洲盃青少棒錦標賽亞軍。

這麼亮眼的成績，有賴於教練平時嚴格的訓練。棒球隊的孩子們為了練球，平常都住在球隊宿舍裡，只有假日才回家；教練就像他們的大家長，因為日常生活都在一起，感情甚至比自己的家人還要好，教練也都很清楚每一個人的個性。

孩子們畢竟都還很年輕，經常忽略在訓練時肢體所發出的警訊；所以他都會特別注意他們的一舉一動，隨時提醒避免發生運動傷害。

花東的運動傷害醫療

來到花蓮的頭一、兩年，張志強一直有個困擾。長久以來，花東地區的大型醫院相對於西部來說較少，運動傷害的醫療資源更是匱乏。孩子們在練球時，難免容易因為姿勢不對或用力不當，導致肩膀、手肘和腰部受傷；一旦不小心發生運動傷害，如果在當地的醫院就診，醫生通常都是比照一般的筋骨扭傷處置，這對於肢體動作強度相較於一般人要大的運動員來說遠遠不夠，所以教練得帶他們去高雄就醫。長途交通所花費的時間事小，沒辦法立即就醫才是最大的難題。

直到二〇一八年，花蓮慈院成立運動醫學中心，情況終於改善。這是花

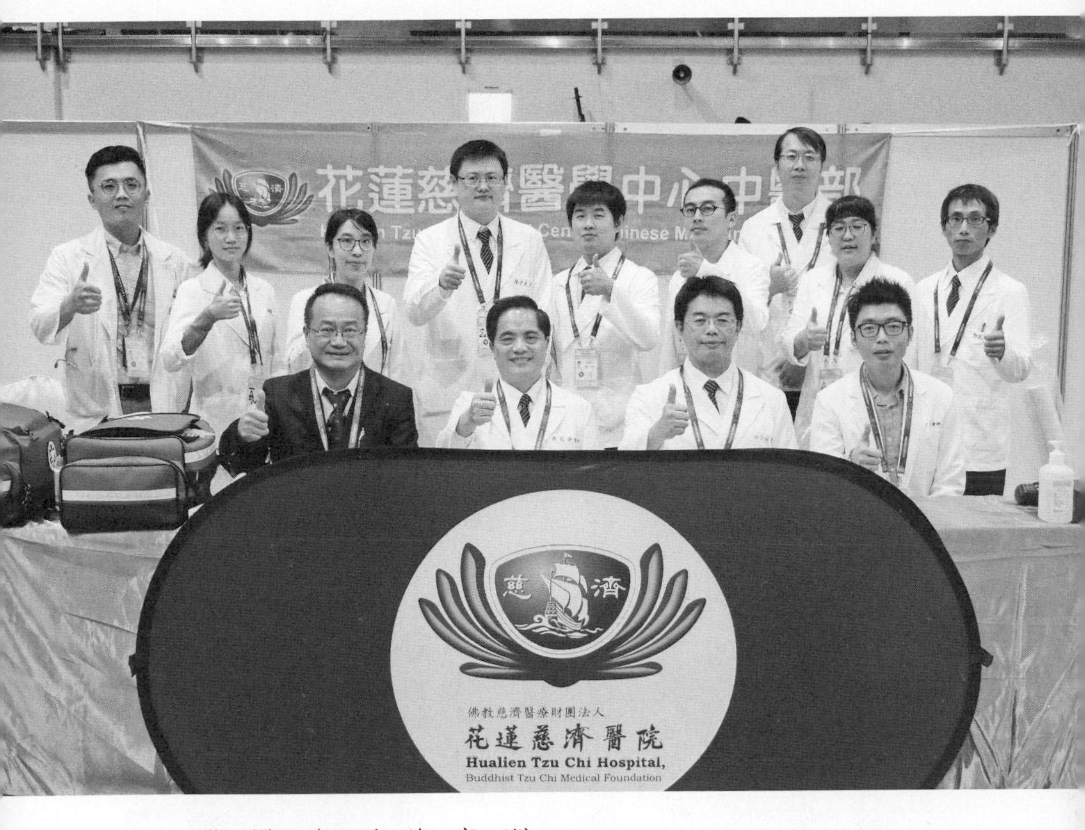

二〇一九年十一月，亞洲U15角力錦標賽於臺中市舉辦，並與花蓮慈濟醫學中心簽定醫療運動合作備忘錄。花蓮慈院中醫團隊於角力賽醫療站合影。（攝影／黃思齊）

東地區第一所運動醫學中心，整合骨科、復健科、中醫等中西醫療團隊。自成立以來，一直積極投入花蓮基層運動員的運動傷害治療與預防宣導，為花蓮地區運動員打造了最強而有力的後援團隊；舉凡二〇二一年全中運擔任四維高中田徑隊的隨隊防護、全國小學田徑錦標賽縣代表隊隨隊防護、「花蓮縣原醫盃小學田徑錦標賽」場邊防護、「二〇一九年北迴歸線盃少棒賽」場邊防護及「能高棒球節暨全國三級棒球賽」場邊防護，花蓮慈院皆派遣最優秀的運動醫學醫師及治療師，隨隊照顧運動員健康。

沈炫樞醫師是醫療團隊的中醫師，每兩個禮拜都會到三民國中駐診。今天剛好是他來駐診的日子，教練告訴阿彬要去找沈醫師。

「是右手不舒服嗎？」沈醫師問阿彬。

「右肩膀感覺怪怪的，如果往後拉會有一點痛，但不動就不會痛。」

沈醫師稍微施力按壓他的右肩某一處問道：「這裡會痛嗎？」「不會。」

他再按壓其他地方，「這裡呢？」「會。」

他以熟稔的手法幫阿彬「喬」了一下，阿彬就感覺肩膀輕鬆多了。

「沈醫師，您怎麼沒有幫阿彬針灸？」陪阿彬一起來的小俊問。他看過沈醫師幫隊友建仔針灸，效果又快又好，他記得建仔那時候也是差不多的位置疼痛。

「不要、不要！我不要針灸！」阿彬看到針就怕，心裡暗暗地怪小俊幹嘛那麼多嘴。

「呵呵，針灸的效果是比較快又好，因為它可以很快地讓肌肉放鬆。但是，你們再過三天就要去比賽，我擔心你們太放鬆了，在運動時會受影響。」沈醫師回答道。

「這樣子喔！」孩子們似懂非懂；不過，阿彬才不管這麼多，只要不用針灸什麼都好。

國中的孩子們大都很怕針灸，沈醫師都會用漸進的方式，先從傷科手法的整復、推拿開始，再到拔罐，直到他們可以接受針灸，而且是在狀況允許的情形下才會使用針灸治療。就如同沈醫師告訴他們的，如果距離比賽的時間很近，就不適合針灸。

沈醫師也曾經治療過阿彬的哥哥，兄弟倆相差一歲，都是三民國中棒球隊的隊員。半年前哥哥在跑步時感到左腳異常疼痛，經過診斷是阿基里斯腱發炎，西醫治療之後，沈醫師也以針灸和中藥進行治療，很快便恢復了健康，可以重新回到球場。

因為阿彬哥哥受傷的經驗，讓整個球隊的孩子們都認識了什麼是「阿基里斯腱」。大家記憶猶新的是，二〇一九年 NBA 總冠軍賽時，球員杜蘭特（Kevin Wayne Durant）抱傷上場沒多久，就因為阿基里斯腱斷裂，嚴重到必須手術修補。許多球迷都很擔心他未來的籃球生涯；所幸，經過復建和休息，他又重回戰場，表現仍然十分亮眼。

治療方法要採漸進式

要讓孩子們願意接受針灸，不是一件易事；沈醫師之前幫建仔針灸，就花了一點功夫跟他「磨」。

「醫生，針灸會不會痛？」建仔算是膽子比較大一點的孩子，但心裡還是有點畏懼。

「主要是會感覺痠痠的，痛是還好。」沈醫師說。

「真的喔？」建仔還是有一點遲疑。

「要不要試試看一、兩針就好？」

「真的最多兩針嗎？」

「對！」

「好，那就來吧！」建仔用堅定的語氣回答。沈醫師覺得他實在很可愛，他因為不想在隊友們的面前丟臉，怎麼樣都要做一次示範給大家看。在球隊這個大家庭裡，不管好事、壞事都傳得很快。

「你們上次到臺北比賽，有沒有什麼難忘的事？」因為建仔要體驗生平第一次針灸，沈醫師選擇最重要的兩個穴位扎針；為了分散他的注意力，還一面跟他聊天。

「有啊！小俊亂吃東西，肚子痛得差一點不能上場。」

「你們在外面吃東西真的要小心啊！」

「啊！會痠！」建仔這時才發覺醫師在針灸，而且已經完成治療了。「真的只有痠一下而已，不怎麼痛了耶！」他稍微轉動一下他的右手肘，驚喜不已。

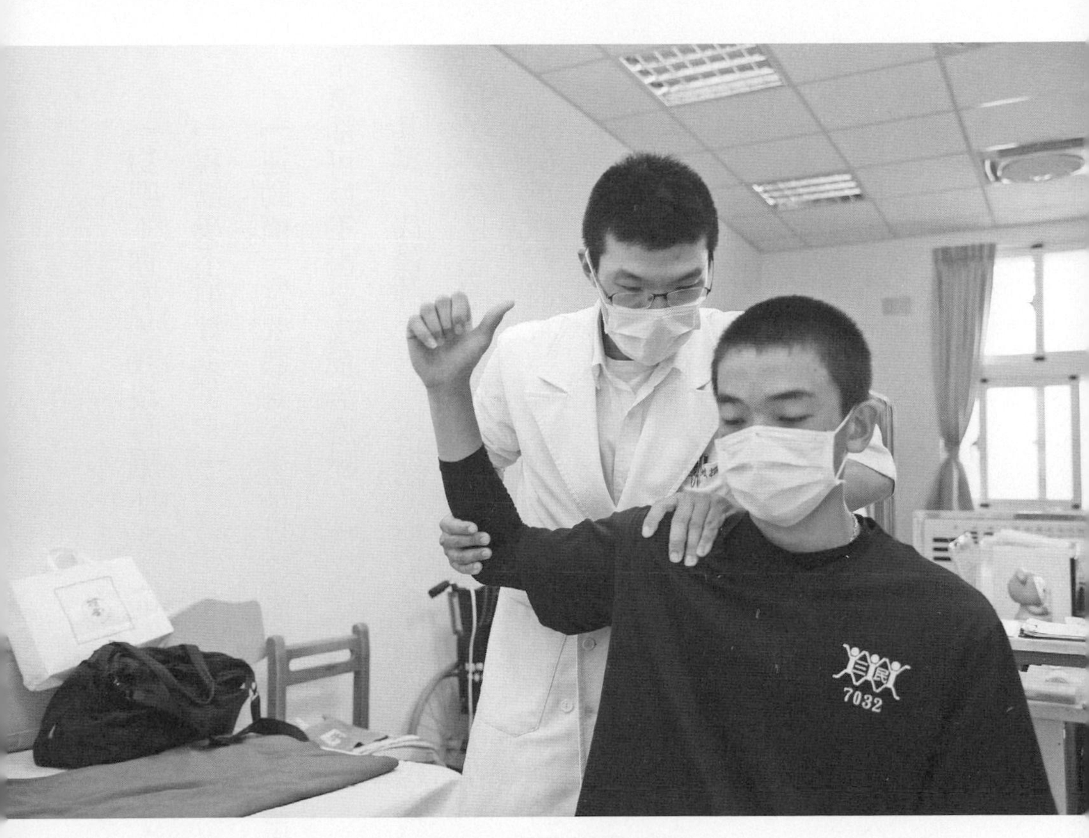

沈炫樞醫師為棒球選手評估狀況，之後再進行針灸或放鬆肌肉、矯正的手法，也會教同學強化穩定肩膀的訓練動作。

「對吧！你看，我沒有騙你。」沈醫師微笑地說。

「我以後不怕針灸了。」

「運動前一定要熱身，平常也一定要做好保護，預防受傷才是最重要的，希望都可以不需要找我治療喔！」

其實，沈醫師不只一次提醒他們預防勝於治療，教練也都經常耳提面命；但孩子們總是忘記，或者練習完畢後累得只想休息。

「反正你們都有一些不用的棒球，只要在休息的時候，像是睡覺前躺在床上時，一手拿棒球在肩膀、手肘內側滾一滾、壓一壓就好了！又沒有不讓你們休息。」沈醫師提出一個最簡單的方式，讓孩子們既可休息，又可以隨時保健運動後的身體，實在是太棒了！

「這麼簡單？那當然好囉！」

對這群孩子們來說，沈醫師就像溫暖的大哥哥，大家在他面前都很輕鬆；

沈醫師也不忘在談話當中教他們日常的保健知識，希望對他們有所幫助。

期待趕快長高

在這群孩子當中，其實也有許多人平常就會注意保健。別看他們年紀小，但對未來的目標都很明確；他們夢想站上投手丘，帥氣拉弓、霸氣三振打者，實在很酷。如果老是讓自己受傷，不僅會影響現在的成績，也會對未來的體能及球技發展造成阻礙，怎麼能大意呢！

教練也非常在乎他們能不能「長高」，因為投手的身高與擊球率大有關係，身高愈高，投球時從出手點到捕手端的角度就愈容易拉大，打者的擊球面也就愈少愈短，因此很容易三振打者。

不同的提問，會讓我們探討到同樣的事件時，在不同的觀點下，會呈現不同的因果關係。

男生在國中正是長高階段，一般民間的說法這時候很適合「轉骨」。從醫學的角度來說，這段時間人體骨頭當中的生長板還有分裂能力；一旦生長板閉合，就不會再長高了。在此黃金關鍵期，除了飲食調理和中藥的搭配之外，最重要的就是穴位按壓。

「教練，我什麼時候可以繼續練習？」阿彬在接受沈醫師的治療後，迫不及待地想趕快和大家一起打球。他一臉渴望的表情，教練完全可以體會，因為教練自己也是過來人啊！

「你這兩天沒事就多按一按、壓一壓重要的穴道，之前沈醫師不是有教過你們嗎？按壓這些穴道可以促進血液循環，刺激生長發育，有機會長高。」

「好的！」阿彬看著投手丘，眼神中充滿了自信；有教練和醫療團隊的幫助，他一定可以朝夢想邁進。

【中醫行醫筆記】

拔罐

拔罐是中醫的一種物理治療方式，將加熱的罐子開口朝下貼在身體不舒服的地方；由於罐子加熱後裡面的氣壓低，會把局部的皮膚和肌肉往罐子內吸，讓這個部位的微血管充血；大約五到十五分鐘後取下罐子，就會看到拔罐後的皮膚顏色變深。現代中醫還會使用抽真空的罐子進行拔罐治療，比起傳統加熱罐子的方式更為安全。

拔罐的作用可以促進血液循環、增加新陳代謝，還可以舒緩肌肉僵硬、疼痛；而拔罐會讓微血管在皮膚裡稍微破裂，可加強免疫系統的吞噬作用，提高身體免疫力。

此外，從拔罐之後的皮膚顏色，可以知道身體的狀況：微紅及粉紅色代表局部氣血循環良好；灰白色表示身體虛弱、氣血循環不佳；帶有水泡表示身體濕氣較重；鮮紅色代表身體有熱症；暗紫色是局部血液循環不良；起疹塊則是身體受風寒導致寒凝血瘀。

阿基里斯腱炎

阿基里斯腱是全身最大的肌腱，位在小腿肌肉下方至腳跟處，要彎曲小腿或活動腳底板，都與阿基里斯腱有關。

如果阿基里斯腱不慎拉傷，可運用中醫傷科手法放鬆小腿後側肌群，減少阿基里斯腱的張力，降低不適感，也可運用針灸方式增進氣血循環。

若是阿基里斯腱傷勢嚴重到斷裂，經過手術修補後，復健科醫師與物理治療師會針對病人的個人需求，設計一套復健計畫，病人必須確實按計畫操作，且依階段經由物理治療師評估，以避免病人操之過急而造成二度傷害，或是預後不如預期。復健期間，患處若疼痛或腫脹，也可依照病人的脈象及身體狀況，以針灸來幫助消腫及減緩疼痛，同時搭配活血化瘀的藥方，促進患處的血液循環，有助於縮短復健時間。

二〇二一年四月全中運，在田徑短跑競賽中獲得銀牌的四維高中田徑短跑選手，就是在醫療團隊協助下以脂肪間質血管因子（SVF）治療腿肌撕裂傷；之後配合物理治療與教練的漸進式訓練方式，維持選手的肌力同時鍛鍊核心肌群，拉近選手前後腿肌力落差，並接受中醫針灸治療，深層放鬆選手緊繃肌群，協助恢復肌群彈性。

治療之後，選手在不到兩個月時間內就恢復最佳的比賽狀態，甚至讓他在今年全中運分別獲得短跑項目一百公尺獲得銅牌、兩百公尺獲得銀牌，突破個人短跑紀錄。

除了賽場上的急性傷害治療，運動醫學中心團隊對場下的消除疲勞、運動後遺症處理也有一套。運動員往往會因為肌肉過度緊繃、疲勞，而產生急、慢性的疼痛。如果運動後覺得小腿緊繃，可考慮接受針灸治療，可以在短時間內放鬆肌肉、降低發炎反應；有時甚至不需要針灸，只單純用手指按壓穴位就能看到效果。

「預防勝於治療」，無論中西醫，都認為運動前必須要有足夠的暖身；通常小跑步五至十分鐘，可以增加阿基里斯腱血液循環，並同時以弓箭步伸展，維護柔軟度。

經由暖身讓阿基里斯腱獲得足夠的血流及提高柔軟度，在急跑急停急跳的高強度運動中，便可大幅降低阿基里斯腱斷裂的風險。而在運動後的伸展，更有利於增進柔軟度，避免肌腱攣縮及疲乏。

此外，也必須注意運動的訓練量不可躁進，避免過度運動引起跟腱承受太大壓力，也最好不要在過硬的地面上從事運動；同時，需選用合適的運動鞋。此外，每天晚上睡前用溫熱水泡腳，有助改善足部血循環；特別是運動後，泡腳對慢性疼痛有改善的效果。

什麼是轉骨？

中醫兒科楊成湛主任指出，一般人常說的「轉骨」，其實是民間說法；以中醫來說就是幫助生長發育。

中醫轉骨的主要課題並非只吃補藥，而是「基本功」的養成，也就是培養均衡飲食、適度運動、充足睡眠、預防保健等良好的生活習慣。

許多家長為了促進孩子成長，往往以「傳統轉骨方」為孩子進補，其實已不符合現代青少年的需要。因為，現代青少年普遍長時間使用三C產品、缺乏運動，普遍出現肥胖、視力退化等問題，需透過中醫師辯證論治，量身打造專屬個人需要的轉骨中藥，而不是傳統轉骨方一藥吃到底。

轉骨不僅僅在於長高而已，更重要的是透過調整臟腑機能和改善偏差體質，達到促進生長發育的目的。例如，有的小孩先天脾胃氣虛，後天失調，長年食欲不振，導致形體消瘦；也有的小孩是後天偏食、挑食，吃多了含糖飲料及零食，造成營養不均衡或消化不良。這類孩子的轉骨方，應該先從改善腸胃著手，開脾健胃，益氣滋養，或止瀉消積。

服用中醫轉骨方必須考量青春期的時間點。一般青少年從十到十六歲的生長潛力最大，可根據第二性徵的出現為基準點，太早亂吃補藥有可能會造成性早熟的後遺症。

中醫轉骨原則是「補脾、益腎、疏肝」；但是，男女調理轉骨也有差別。男生常因運動跌打損傷造成氣滯血瘀，調理的重點在於筋骨及氣血的調理；女生則因有經期，所以要調經補血，預防貧血及經期腹痛的發生。

另外，有些孩子可能屬於特殊體質，包含容易過敏感冒、長痘痘、體型虛胖、容易失眠、便祕，甚至月經遲來等，坊間偏方不能一體適用；若一味使用轉骨套餐，可能導致體內油脂分泌過多、荷爾蒙失調更明顯，以及口乾舌燥、便祕、痘痘更多。

建議應由醫師問診後，依個人體質提供適合的轉骨方，藉中藥調理幫助吸收，千萬不要補過頭，以免適得其反。

長高的基本功須培養良好的飲食、運動、睡眠等生活習慣；此外，跳躍運動——如打籃球、跳繩等，可使生長板減緩閉合，持續刺激生長。只要把握黃金期好好調養，透過中醫調整臟腑機能和改善偏差體質，給適合個人體質的轉骨中藥，增加脾胃吸收，才能有效地達到長高的目的。

搭配中藥金創膏癒合傷口——慢性不癒傷口

——何宗融

「痛啊，好痛……」七十五歲的吳阿媽，躺在病床上不斷地痛苦呻吟。她是糖尿病患者，左腳有大面積傷口，整個變黑潰爛，慘不忍睹；經過幾次醫治處理，癒後效果一直都不好。

「阿媽真的要截肢嗎？」孫女小英眼眶都紅了，噙著眼淚問媽媽。

「是啊，醫生是這麼說的。」媽媽沉重地回答。

小英從小跟阿媽在鄉間生活，祖孫倆的感情很好，直到上了小學才離開阿媽家，到都市跟爸媽住。以前阿媽健步如飛，家裡的大小事一手包辦，也常騎車載她到處玩、找朋友串門子，個性相當開朗。

大約十年前，阿媽罹患糖尿病。她都有定期看醫生，並控制糖分攝取，也會自己打胰島素，血糖值維持得還不錯。但是，最近這一年，她的左小腿會突然感覺很麻；一開始還不以為意，偶爾神經麻一下沒關係，對她的生活沒影響。

有一次，小英和媽媽去探望阿媽，發現她的腿上有很多淤青；「阿媽，妳的腳怎麼了，為什麼這麼多淤青？」小英問道。

「咦？真的耶！」阿媽低頭看一下她的雙腳，「我也不知道，但是不會痛，不管它啦！」

「真的沒關係嗎？」小英有點擔心，但之後就被阿媽燒的一桌好菜轉移了注意力，便忘了這件事。

吃完晚餐，祖孫三人閒話家常，阿媽一邊聊天，一邊拿著指甲銼刀用力刮腳底，把腳底刮得紅紅的。

「阿媽，這麼用力不會痛嗎？」小英忍不住問。

「不會啊！要用力一點才舒服。」阿媽又刮得更用力。

然後，她又拿出暖暖包搓一搓，放在腳上熱敷。

「媽，現在是夏天耶！」媽媽也很驚訝。

「喔！這樣舒服。」阿媽繼續熱敷。

小英和媽媽雖然心裡覺得怪，但都沒說什麼，也許阿媽真的覺得這樣比較舒服吧！

傷口惡化，每況愈下

沒想到一個月後，鄰居舅公就打電話給媽媽。

「阿媽怎麼了嗎？」小英沒有聽到舅公的聲音，但從媽媽的應答當中，她就知道是阿媽的腳情況不好。

「阿媽聽到朋友說有個地方會替人蒸足，就跑去了，結果回來兩腿發紅，左腳比較嚴重，還起了水泡；過了兩天，水泡破了流膿，還有異味。」媽媽說道。

「天啊！阿媽有沒有去看醫生？」

「有啊！已經三個禮拜了，她一直有去診所看，但都沒治好，現在愈來愈糟了。」媽媽感到很懊惱。

「那怎麼辦？」小英焦急地問。

「我想帶她去醫院看醫生，她一個人在鄉下我實在很擔心。」

「好，我們一起去！」小英和媽媽第二天開車把阿媽接來住，將行李放好之後，就直接去醫院。

因為阿媽的糖尿病足情況很嚴重，醫生診斷她的左腿背側周邊動脈阻塞，並伴隨傷口癒合不良，要她馬上住院，進行周邊動靜脈血管擴張術治療。手術之後，她的傷口必須每天清瘡換藥，每一次都像要撕掉一層皮，也好像在她的腿上挖肉，痛得阿媽眼淚直流。

「本來只是起個水泡而已啊！怎麼會愈來愈黑，還流一堆湯湯水水？藥也吃了，傷口也有擦藥，為什麼好不了？」阿媽原本是一個很能忍耐的人，但也禁不起這樣一次次的折磨，而且醫生還說，如果傷口惡化的情形一直沒有好轉，左小腿就要截肢，最好兩個禮拜後進行手術。

阿媽知道這個情況以後，她一直悶悶不樂，什麼話都不說，媽媽和小英知道她心裡難受，卻不知道怎麼安慰她。

免除截肢之苦

母女倆決定轉別家醫院試試，她們來到林欣榮院長以中西醫合療著名的醫院尋求協助。經過醫生的評估，阿媽年紀大，再加上有多重慢性疾病，有麻醉的風險，不適合動截肢手術；於是建議家屬中西醫合療，請中醫會診。

小英推著阿媽的輪椅，在等候何宗融醫師的門診時，旁邊有一位中年男性也推著年長的父親前來就醫。

「來找何醫師就對了，我爸爸腳上有一個傷口，已經跟了他四十五年，一直無法癒合，經過何醫師的治療，擦了兩次藥，竟然開始癒合了。」他感覺眼前這位阿媽和自己的父親同病相憐，於是開口聊起長輩的情況。

「這是真的嗎？四十五年！」小英不可置信地說。

「是啊！我爸爸還跟他開玩笑，說這個傷口的年齡比何醫師小沒幾歲，居然兩三下就被他收服了。」

「阿媽，那我們有希望了，比起來我們的傷口還算年輕。」小英輕輕抱著阿媽的肩膀，覺得很有信心。

輪到阿媽看診時，媽媽跟何醫師說明阿媽之前的就醫情況，也說了兩個禮拜後可能要截肢，然後迫不及待地問何醫師：「請問醫師，我媽媽的腳還可以醫治嗎？」

他仔細檢視阿媽腿上的傷口，很肯定地說：「放心！如果要截肢，兩個禮拜和兩個月沒什麼不同，要不要試試中西醫合療，給媽媽一個機會？最差也是依舊動手術。」

「太好了，我們願意試試！」媽媽和小英異口同聲地回答。

接下來的治療方式，主要是由西醫驗菌、清瘡，中醫則是開立處方、針灸，傷口的部分包括清水沖洗、外敷金創膏及接地氣療法——這是從病床上接一條電線延伸到地面，有助於病人代謝身體內的負離子廢物，加速傷口癒合。

因為阿媽的傷口實在太大、太深，在外敷金創膏即使非常小心翼翼，她還是覺得很痛；但是，何醫師讓她有一種安全感，她相信眼前這位給她安心保證的醫生，一定可以幫助她度過難關。

持續了一個多月的中西醫合療，阿媽的左腳傷口從黑色變紅，也開始長新生的肌肉。她終於露出微笑，每次回診都不斷地向何醫師道謝。

「繼續加油！我們的金創膏很有效，它可以去除傷口腐壞的部分，再生新的肌肉，同時還能長出神經和血管，妳的傷口有愈來愈好喔！」何醫師也替她感到高興。

「金創膏真的很厲害，聽起來像武俠小說裡面的神藥。」小英陪阿媽回診，向何醫師說道。

「這是中醫的古方，是中草藥對於止血、緩解傷勢、去腐生肌這一類外用藥的統稱。」何醫師繼續說明，「近年來，我們參考古代的藥方，研發了改良配方的金創膏，從跌倒擦傷或是被刀刃造成的傷口，到因長期臥病導致末梢循環不佳所造成的褥瘡，或是糖尿病患者無法癒合的傷口，都有很好的療效。」

聽了何醫師的解釋，阿媽和小英母女都充滿了信心。阿媽放心把病交給醫生，持續治療了一年多之後，她的傷口幾乎已經全部癒合，也可以自己走路；想起差一點就被截肢的腿，她直說自己好幸運，幸好遇見了對的醫生，以及很厲害的神藥。

「應該很快可以回家了。」阿媽很想回鄉下的老家，很多親戚和朋友都在那裡，住在都市真的悶得有點慌了。

「我們下個月就一起回去住幾天吧！我也想去走走呢！」媽媽說道。

「太好了，我要讓大家看看我新長的皮膚多麼粉嫩光滑。」阿媽爽朗地大笑，她又恢復以往的開朗活力了。

【中醫行醫筆記】

糖尿病足

糖尿病是全身性的代謝異常疾病，跟體內胰島素的分泌有關。患者身體欠缺胰島素或功能不良，導致葡萄糖無法順利進入細胞，停留在血液裡而使血糖濃度升高。

糖尿病也會造成神經病變，使患者對於疼痛的感覺不敏銳，也會造成血液循環不良；尤其是腿部離心臟較遠，如果不小心有了傷口，使攜帶氧氣養分的血液無法到傷口修復組織，便容易造成潰爛，然後小傷變成大傷，成為難以癒合的痛。

根據醫學統計，糖尿病患者當中大約十分之一有足部疾病，而糖尿病患者一生中發生足部潰瘍的機率是百分之十五；中醫適時介入治療，可以免於截肢的命運。

金創膏

金創膏是中醫的古方，是中草藥對於止血、緩解傷勢、去腐生肌的一類外用藥的統稱，常在武俠小說中看到相關的敘述。近年來，中國醫藥大學附設醫院，首創以金創膏治療糖尿病患的肢體潰爛，臨床效果成效斐然。

金創膏主要成分包含了：乳香、血竭、兒茶、沒藥、樟腦、冰片、黃蠟、麵粉、豬油等。最初的原始成分尚包含「麝香」這一味中藥；但因麝香鹿已列入瀕臨絕種野生動物，故被禁用。此藥膏在臨床上應用的範圍也很廣泛，從跌倒擦傷或是被刀刃造成的傷口、到因長期臥病導致末梢循環不佳所造成的褥瘡、或是糖尿病患者無法癒合的傷口，皆能有很好的療效。

為了驗證金創膏的效果，何宗融醫師研究團隊曾進行實驗，將藥物直接加入細胞的培養基，讓藥物直接與培養的細胞接觸，再觀察變化，證實它可有效分解壞死細胞、促進細胞與組織增生，以及促進微血管新生；因此，古書上記載金創膏「去腐生肌」的效能是確實的。當然，中醫師在臨床診斷時，還是會考慮症狀的實際情形，再調整或更換處方。

針灸科

帝曰：余聞九針，上應天地四時陰陽，願聞其方，令可傳於後世以爲常也。岐伯曰：夫一天、二地、三人、四時、五音、六律、七星、八風、九野，身形亦應之，針各有所宜，故曰九針。

《黃帝內經・靈樞・九針論》

中醫調理，一兼二顧——乾眼症及睡眠障礙

——陳中奎

「眼睛怎麼這麼不舒服！」賴大姊拿著眼藥水猛往兩隻眼睛點；離她上一次點眼藥水，其實不到三分鐘。

「姊，妳這樣一直點不好啦！」光是今天下午，她的弟弟就已經看見她點了四、五次眼藥水；雖然不是吃進身體的藥，但直接接觸眼睛，這麼頻繁也是不好的吧！他在心裡這麼想著。

「不知道是不是因為看了日全蝕？」賴大姊今天和家人一起去看日全蝕，天上一輪像戒指般的光環，難得的天文奇景令人一見難忘。但她突然拿下太

陽眼鏡直視光環，當下立刻被耀眼的光芒刺到無法睜開眼睛；她趕緊再戴上太陽眼鏡，眼睛卻非常不舒服，閉上雙眼還能感覺到眼前一片紅通通的閃光。她等眼睛稍微舒緩後，拿出眼藥水，仰起頭來點進雙眼；雖然暫時感覺好了一點，過沒幾分鐘便又感到非常乾澀，只得再點一次。

賴大姊從五十七歲停經之後，近半年來開始出現乾眼症，她持續看西醫眼科好一陣子，平常一週大約點兩到三次眼藥水，控制得還算不錯；但看了日全蝕之後，不僅當天猛點眼藥水，後來連續好幾天，狀況一直沒改善。

她從事保險業，經常要開車出門和客戶碰面，她最近因為眼睛乾澀，常常一邊開車、一邊眨眼睛，並趁著停車等紅綠燈的空檔趕緊點眼藥水。這一天，她感覺眼睛不舒服，剛好眨眼時，前面猛然出現一個奔跑穿越馬路的人——

「啊！」她大叫一聲，在千鈞一髮之際緊急煞車。對方也嚇了一跳，在馬路中央停頓了兩秒，才又繼續往對面衝過去。

面對突如其來的驚嚇，賴大姊冷汗直流，當下決定立刻去看醫生，不要再拖了。

她把車轉向花蓮慈院，這次她接受弟弟的建議，掛了中醫的門診。

裡外配合消除症狀

「當妳在直視太陽光的時候，有戴護目鏡嗎？」陳中奎醫師問道。

「本來有戴太陽眼鏡，後來想拿下來看看，就變這樣了。」賴大姊回答。

「更年期之後的女性，身體裡的津液，也就是除了血液以外的水液會減少，有些人會出現眼睛乾澀的症狀，這在中醫叫做白澀症。妳的情況就是因為看日全蝕，高熱的光線又把津液蒸發掉了，沒有補充又再消耗，所以會讓

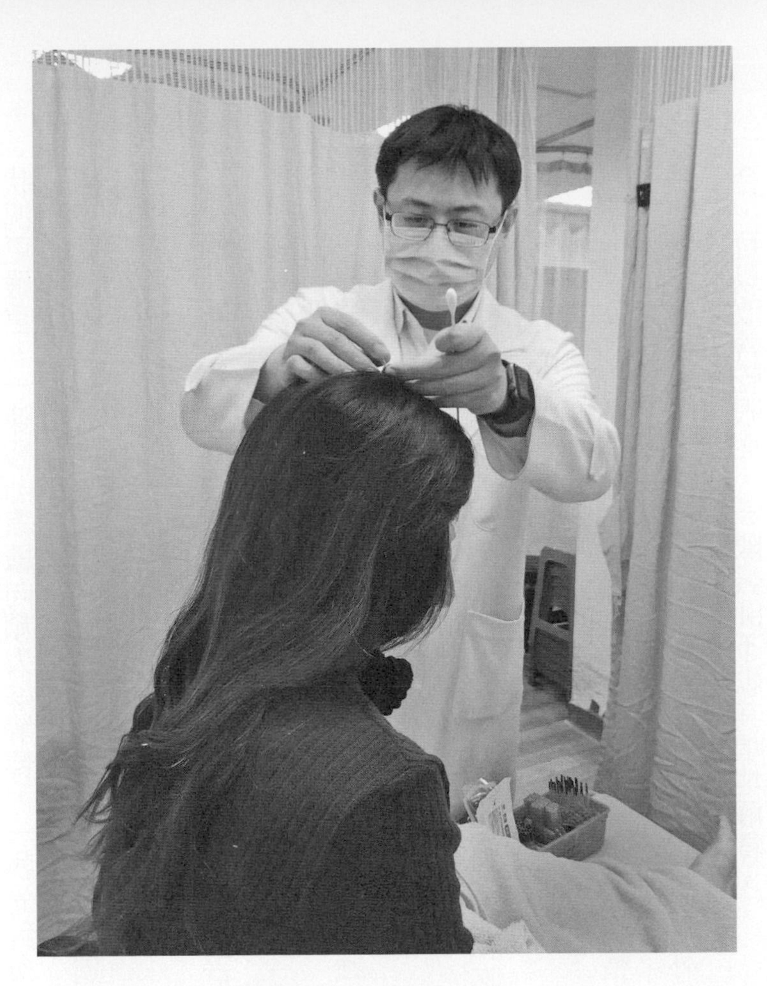

陳中奎醫師運用頭皮針幫助患者減緩眼部酸澀。

狀況更嚴重。」陳醫師繼續向賴大姊解釋，「我先針灸，再開杞菊地黃丸等滋養陰液的藥給妳回去服用，應該就會改善了。如果還是覺得不舒服，可以一個禮拜回來針灸三次，持續治療，效果會更明顯。」

賴大姊第一次看診完回去之後，就已經有明顯改善，所以她兩個禮拜後才回診。

「謝謝醫師，真的好了很多，已恢復到我看日全蝕之前的狀況，我應該不用再來了！」她開心地說道。

「很好啊！但是，建議妳還是要回來，繼續針灸和吃藥調理。」

「為什麼？」她不解地問道。

「因為之前是幫妳的身體清熱，接下來還需要調整身體，使體內產生液體的機能慢慢恢復；內部調理之外，另一方面還要從外補充，讓裡外互相配合，可以改善乾眼症。」陳醫師不厭其煩地解釋。

賴大姊持續中醫治療，眼睛愈來愈好，不再回西醫看眼科；她還驚喜地發現，睡眠品質也變好了。

睡眠問題已經困擾她好一陣子，每天晚上都要躺在床上兩到三小時才能入睡；有一次，甚至在睡前感到暈眩，把枕邊的先生嚇了一跳。這種情況，這對於白天要工作的她來說影響實在很大。沒想到，自從看了中醫，改善了乾眼症，也不再每天輾轉難眠；「這是巧合嗎？」她心裡這樣想，同時也把她的疑惑告訴陳醫師。

「這是有連帶關係的，」陳醫師解釋，「因為之前妳的身體比較燥熱，所以有乾眼症，睡不好也是；清熱之後，這些症狀也都改善了。」

「原來如此！」她終於恍然大悟。

「我感覺身體哪裡不對勁就會先看中醫！」自從開始看中醫以後，她已經把中醫當成無所不包的家庭醫師了！

【中醫行醫筆記】

乾眼症與「津液」

根據中醫的理論，人體除了血液以外的水液稱為「津液」。「津」是從表面上看不到的，包括胃液、腸液等，是臟腑運作及潤滑的重要元素；此外，像眼淚、汗水等是「液」，從外表可以看見。其實，如果身體裡的「津」不夠，也不會產生「液」，所以「津」和「液」兩者有連帶關係。

引起乾眼症的原因，除了更年期以外，「肺陰不足」也會引發，因為肺是調節身體津液代謝的器官；如果是這個原因引起，可以朝「養陰清肺」的原則來治療。另外，「脾胃溼熱」

會造成身體的水分變濃稠；若再加上風邪感冒，也容易出現眼睛乾澀的現象，治療方向則是要將體內溼熱去除。

針灸加中藥疏肝補腎——耳鳴及聽力減退

——陳怡真（中醫部醫師）

幾乎一整夜沒睡的小芳，一大早七點就得爬起來，因為今天早上八點要去公司開工作會報，她要代表工作小組報告下半年度的計畫，必須提早到公司準備。可是，她晚上還要去學校進修，下課回到家都快十一點，才能開始整理工作報告。半個多月來她每天熬夜到兩、三點才睡，昨天晚上更是失眠睡不著，她現在感覺走路輕飄飄的，有點不平衡。

「請假去醫院吧！」媽媽發現小芳精神不濟；女兒這一陣子忙碌熬夜，她都看在眼裡，很替女兒擔心。

「今天沒辦法，我早上一定要進公司。」她扶著牆壁走進浴室，簡單梳洗了一下，連早餐都來不及吃，換了衣服就出門。

她戴上安全帽，感覺整個人歪一邊，像是要跌倒了；她連忙用兩手抓住機車的龍頭，將身體穩住。準備跨上車時，突然左耳出現「嘰——」的尖銳聲；她把左耳摀起來，聲音不但沒有消失，反而更明顯。她放開摀住左耳的手，左耳卻突然聽不到聲音，令她心頭一驚。

「會不會一下就好了？」等了一分鐘，左耳還是怪怪的，她只好改搭計程車到公司。

在會議中，小芳向主管及同事們做簡報；她在講話的時候，一直感覺左耳是聽不見的。她忍住內心的恐慌，勉強把工作會報完成後，立刻請假去花蓮慈院掛耳鼻喉科。

睡眠不足所導致

耳鼻喉科醫師幫小芳做了聽力檢測；她的右耳聽力是正常的十分貝，左耳則要到四十分貝才能聽見。

然後，她再去中醫門診。因為她有朋友在花蓮慈院上班，常聽朋友推薦中醫的療效；因此，她做完檢測之後，想請中醫診治。

戴著口罩的小芳，掩蓋不住滿臉倦容，不時打著呵欠。

「妳的狀況首先是因為睡眠不足。」經過細心診治之後，陳怡真醫師向她解釋，「根據中醫的理論，睡眠不足容易消耗身體過多的元氣，影響到人體的臟腑，尤其容易導致腎氣不足，我們稱為腎氣虧虛。而腎又與耳朵最相關，所以妳會突然出現耳鳴及聽力減退的問題。」

「我已經連續熬夜兩個禮拜了。」小芳又忍不住打了一個呵欠。

「中醫的治療，就是要把不通的地方疏通，不足的部分補起來。還有，妳最近的壓力應該很大。」陳醫師說道。

「是啊，我白天上班，晚上要上課，壓力真的很大。」

「因為長期處在壓力大的情況下，容易造成肝氣不順，我們稱為肝鬱氣滯，會影響到情緒，也會影響身體，要找機會放鬆一下。」

陳醫師幫小芳針灸並開水藥治療。水藥就是水煎藥，是將中藥材加水煎煮，萃取出藥材的精華。小芳沒有喝過水藥，只有在電視劇中看過扮演古人的演員喝中藥；他們端的都是一碗黑黑的湯藥，而且似乎很苦，常是邊喝邊皺眉頭。不過，苦沒關係，不是都說良藥苦口嗎！

「我看很多人吃的中藥都是藥粉，我喝水藥比較好嗎？我要自己煎煮中藥嗎？」她心中充滿疑惑。

「因為妳的症狀是急性突發的，適合先服用『水藥』，也稱『湯藥』；

因為中醫認為『湯者，盪也』，可以較快速地吸收及作用。另一方面，最好也要搭配針灸治療，相信可以快快好起來的。而且，現在我們中醫部有幫病人代煎水藥，不用自己煎。妳覺得這樣好嗎？」陳醫師解釋。

「好，請醫生幫我開水藥還有安排針灸治療，謝謝您！」

小芳回去之後，按照醫囑服用水藥以及接受針灸治療，大約一個禮拜後聽力就恢復了。她到耳鼻喉科再做一次聽力測試，左耳聽力恢復到十到二十分貝，已經不需要再回診了。不過，這次急性的耳聾現象，讓她不得不正視自己的生活壓力調適。

「我已經請了一個禮拜的年假，下個月要和朋友一起去環島旅遊。」小芳對媽媽說，「因為陳醫師告訴我要『開源節流』。」

「早就跟妳說應該要好好休息一下，放輕鬆去玩吧！」媽媽贊成小芳的計畫，「不過，什麼是『開源節流』？」

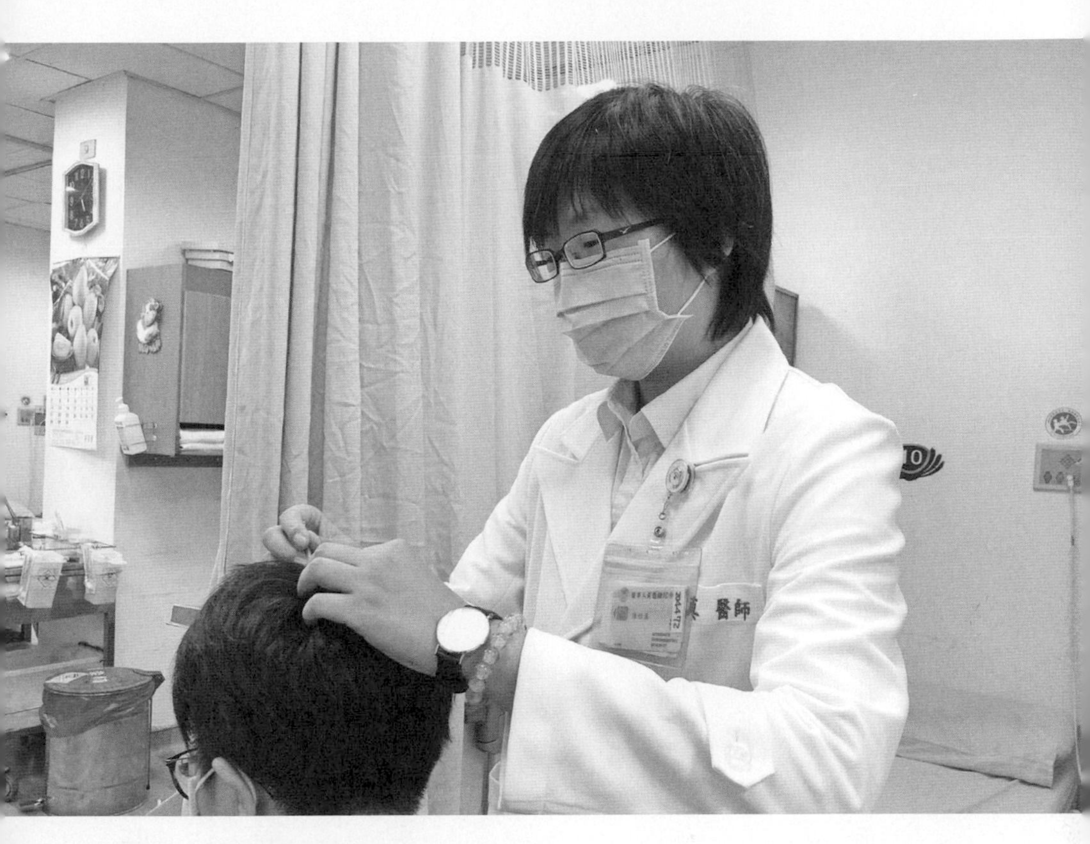

中醫可採針灸配合水藥，為患者疏肝補腎。陳怡真醫師正在為患者於頭部穴位針灸治療。

「我因為熬夜過度與壓力過大，導致腎氣不足、肝氣不順，所以中醫幫我用針灸和水藥來疏肝補腎，這叫做『開源』；她還特別交代以後要有充足的睡眠，規律的飲食與放鬆的方法，才不會再度消耗過度，這就叫做『節流』」小芳現在對中醫的治病原理也稍微有了一些基本概念。「我是先去探路，下次帶您和爸一起去玩。您們也要放鬆一下，保持身心都健康喔！」

【中醫行醫筆記】

耳鳴的原因

現代醫學對於耳鳴大多解釋成一種症狀，而非單一疾病；

中醫的看法也大致相同，認為耳鳴的原因不只一種，可能來自於臟腑疾病引起的症狀，也或者與情緒焦慮、注意力不集中、睡眠障礙等生活上的壓力和困擾有關。

根據古代醫書記載：「腎開竅於耳，手足少陽經亦分布於耳，耳又為宗脈之所聚。」所以耳鳴的成因有多種。明代樓英《醫學綱目》指出：「耳聾有虛有實。」如果耳鳴的聲音大如暴鳴，用手壓住耳朵聲音更大，屬於實證；如果聲音小，用手按壓時可以減輕，則多數虛證，最常見的原因是腎氣虧虛。

中藥的類型

現代中醫師所開的藥物類型，包括散劑、丸劑、湯劑等。

丸劑：將中藥材研成粉末，再製成圓形體。因丸劑被人體吸收的速度較慢，適合小劑量、長期服用，通常用來調養補身體。

散劑：將中藥材磨成粉末，可用於內服或外敷，適合做為中長期的調養，現代的科學中藥大都是散劑。國內的科學中藥都是由通過GMP認證的藥廠所生產，製造流程都有控管，品質比較穩定，對於農藥、重金屬、微生物含量也都有安全規範。

湯劑：將中藥材加水煎煮，又稱水藥或水煎藥。由於湯劑的吸收快，可依照病人症狀輕重及類型，更靈活地調配處方，適用於急危重症、扭轉病情等。

上述是通則而論，臨床使用還是應依醫師指示用藥。

針刺治療多重病症——罕見遺傳性腦血管病變

——林郁甯（針灸科主任）

明秀拿起手機瞄了一下，上面的時間顯示〇三：〇五。她把手機放在床邊的小桌子上，再幫媽媽蓋好被子，然後關了燈，準備躺在媽媽的旁邊睡覺。但是，她突然一陣暈眩，差點跌倒，還好及時扶住床的邊緣；她蹲了下來稍微休息，感覺沒事了才到床上就寢。

明秀是補教老師，五十歲退休後，至今已十二年，一直專心照顧罹患失智症的母親，以及年邁的父親和奶奶。由於母親需要比較多的照顧和陪伴，所以晚上和母親一起睡，以便於就近照料。

以前當補教老師時，她經常備課到天亮，三餐沒有辦法好好定時吃。長期下來的熬夜生活型態，她已經很習慣了；而且，每隔三到四小時就要幫媽媽換尿布及拍痰，只能趁白天有空的時間稍微補眠。

明秀的身體並不算健康；乾燥症和類風溼性關節炎伴隨她十多年，也曾經因為子宮內膜癌進行全子宮摘除手術。數年前，她偶爾感覺左半邊身體不適，包括頭部左後方、左耳、左腳大拇趾疼痛等，數年前並沒有；由於不是經常發生，所以她不以為意。畢竟，若要去看醫生，還得找人來家裡幫忙照顧老人家；除非實在不得已，她都盡量不麻煩別人。

許多親友都勸她請看護幫忙，但她不放心假手他人，加上自己已經退休，可以全心在家照料；也因為如此，規律的生活作息對她來說是夢想。

第一次暈眩現象

這一天，明秀第一次出現嚴重暈眩現象；睡了一覺醒來，當她睜開眼，準備下床時，發現前方的景物出現疊影。「這次的情況跟以前不一樣，我應該要去看一下醫生了。」明秀心裡隱隱感覺不對勁，打電話請妹妹向公司請假來接手幫忙照顧。在和妹妹講電話的時候，突然聽見尖銳的玻璃破碎聲；這是以前從未有過的現象，她嚇得愣住了。

「姊！姊！有聽到嗎？怎麼沒聲音？」手機另一頭傳來妹妹的聲音。

「我……有點聽不清楚。」一陣尖銳的聲音之後，明秀感覺耳朵好像被摀住一樣，聽到的聲音都很模糊。

「大概是收訊不佳，我先請假，馬上就回去。」

明秀掛了電話後，隨手泡了一包韓國辣泡麵，又快速切了一整顆木瓜來吃。等妹妹回來，她就到附近的耳鼻喉科診所就診，又再到花蓮慈院眼科進行檢查。

過了一個多禮拜，她的暈眩及疊影現象沒有改善，而且出現的頻率增加。眼科醫師將她轉到神經內科林冠宏醫師處做磁振造影檢查（MRI），發現她有罕見的遺傳性腦血管病變。此病英文縮寫為 CADASIL，中文名為「體顯性腦動脈血管病變合併皮質下腦梗塞及腦白質病變」，估計每十萬人當中有零點八到五人罹患此病，但西醫並無特殊治療方法，因此神經內科林冠宏醫師建議她轉診至中醫部會診。

「我一直以為我是因為乾燥症，還有最近太疲累引發的現象，沒想到是腦血管病變。最近媽媽的情況不是很好，醫生說需要開刀，在照顧上是多花了一些心力。」明秀向中醫部針灸科主任林郁甯醫師說道。

「令堂可能是血管型失智症，這可能是妳的遺傳原因。但是，勞累還有乾燥症和類風溼性關節炎的影響，包括飲食習慣等，都是導致生病的原因。」

林醫師透過望、聞、問、切四診，發現明秀生病的成因是多重的，不是單一原因引起。

「我的飲食習慣也有問題？」明秀感到訝異。

「對！妳剛才說妳的三餐都不定時也不定量，還有喜歡吃韓國辣泡麵，以及烤或炸的食物。」林醫師說道。

「是啊！為了要照顧家人，很多時候都只能快速、簡單地吃，久了也就習慣了。」

「還是要想辦法盡量調整喔！規律的作息和營養均衡的三餐，少吃烤或炸的食物，是維持身體健康的最基本條件。」

林醫師幫明秀進行每個禮拜兩次的針灸治療；這段時間，還好妹妹請了長假，回家一起幫忙照顧媽媽，讓她可以稍微喘口氣。姊妹倆也決定要請看護；畢竟她們年紀也都不輕，很多事情的確需要有人一起分攤。

症狀獲得改善

自從接受針灸治療一個多月後，除了把頭轉向左邊時還是會有疊影，看兩公尺以外的景物則已經不再有這樣的情況，暈眩現象也不再像之前那麼頻繁；而且，其餘發生在複視前的眼乾、口乾等乾燥症的症狀，也一併獲得改善。

「真沒想到，我的乾燥症之前怎麼看都看不好，現在竟然好了許多！我的進步速度，連西醫神經內科林冠宏醫師都感到驚訝。」明秀在回診時對林醫師說。

「繼續加油，每個禮拜兩次的針灸治療不能中斷，一定還會改善得更多。」林醫師為她加油打氣。

明秀持續治療了二年，期間母親不幸過世；收拾起悲傷的情緒，她還是

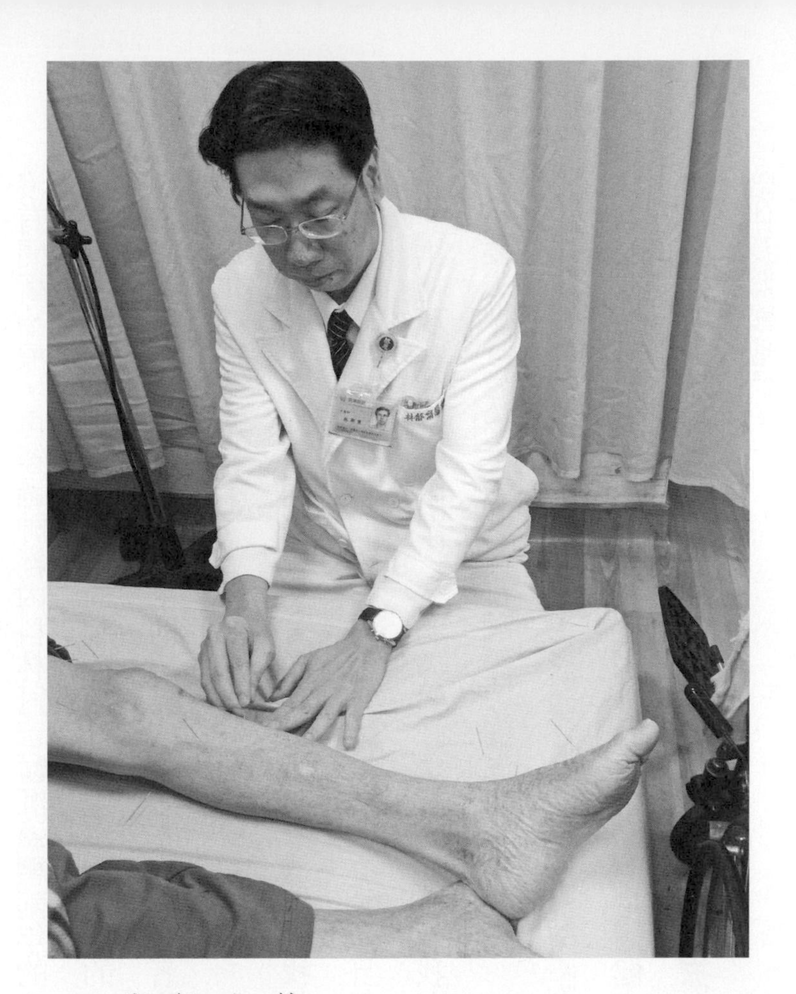

針灸可緩解腦血管病變症狀。針灸科林郁甯主任正在為病患針灸治療。

沒有間斷治療。再經過神經內科林冠宏醫師連續兩年的磁振造影檢查判斷，林冠宏醫師覺得神奇的是她的腦部病灶完全沒有退步的現象；這也說明了，中醫的針灸治療，的確可以幫助罕見的腦血管病變患者降低血管發炎病變與腦部退化的機率。

「每一次看到新聞報導又有名人中風突然過世，我就會感到自己真的很幸運。雖然生病是不幸的事，但因為來得及治療，而且很快接受中醫針灸，才能維持現在的身體狀況。」明秀對妹妹說：「既然我有這種遺傳性疾病，妳也要去做身體檢查，及早接受預防治療才好。」

「我已經預約下個月要做全身健康檢查，也早就不吃炸或烤的食物了。」妹妹有感而發地繼續說：「長輩們都說，自己的身體健康是兒孫的福氣；其實，我們的身體健康，也是他們的福氣；不用替我們擔心，我們也才能繼續陪伴及照顧他們。」

兩姊妹相對而笑，但願一家人都能健康久久。

【中醫行醫筆記】

遺傳性腦血管病變

在遺傳性腦中風當中，其中有一種名為「體顯性腦動脈血管病變合併皮質下腦梗塞及腦白質病變」（Cerebral Autosomal Dominant Arteriopathy With Subcortical Infarcts and Leukoencephalopathy，簡稱 CADASIL）的疾病。患者的小血管特別脆弱，易堵塞、破裂，成年後容易反覆小中風或失智。然而，這種遺傳性腦中風算是罕見疾病，僅占所有四十五歲以下年輕型中風的百分之一左右。

CADASIL 患者並不是都有症狀，有症狀者發病通常發生在成年期；但是，曾有一位三歲男孩患者小小年紀就發病，表現出來的病徵是整體發育延遲。大部分的患者初期表現是頭痛，且常伴隨視覺與感覺異常，並出現缺血性中風和短暫性腦缺血現象。

在一些有 CADASIL 家族史的無症狀兒童中，透過磁振造影也檢查出腦部有病變。此外，也有專家發表青少年偏頭痛、認知缺陷和 CADASIL 的神經影像學特徵有關的病例報導。

目前西醫對於 CADASIL 只能針對症狀進行治療，尚無有效藥物可以使用；中醫治療方面，也尚無完整治療策略。不過，在這位 CADASIL 病患身上，沒有使用科學中藥或飲片，單純使用傳統經絡穴位針刺的概念，持續治療兩年至今，症狀也能持續改善。

根據中國醫藥大學的跨國際跨校研究團隊，針對二〇〇〇到二〇〇四年，三十歲以上初次中風住院、總共三萬零五十八位缺血性中風患者的一篇針灸治療研究發現，中風出院後接受針灸療法的患者，可以減少五成的復發風險。中國醫藥大學研究團隊統計的結果發現，接受西藥治療可以降低百分之五十八的復發率，接受針灸可以降低百分之五十；兩者相輔的結果，可以減少百分之六十一。此研究顯示，透過中西醫合作，的確可以增加治療的效果。

喚醒植物人——腦傷植物人

——何宗融

「阿源，你可以走得這麼好，真是太棒了！」

二十八歲的阿源走過一排商店騎樓，看起來和一般人沒什麼不同；但是，麵包店的老闆一見到他，就舉起大拇指稱讚。

原來，他在半年前發生一場車禍，昏迷指數三，被判定為植物人。回想起這段遭遇，媽媽還是會忍不住落淚。

阿源讀研究所的時候，有一天在準備博士資格考，因在學校圖書館念書準備到深夜，返家途中，半路上被一輛突然急轉的汽車撞到；撞擊力道很大，他的頭部著地，當場失去了意識，被送到醫院急救。媽媽接到通知，立刻在最短的時間之內趕到醫院。阿源還是昏迷不醒，已經送進加護病房觀察。

直到車禍後第十四天，阿源終於微微睜開雙眼，媽媽太高興了。但是，再經過將近一個月的觀察，他可以入睡，可以醒來，對周遭的事物卻似乎沒有感受，這種情況很令人擔心。

「這是植物人的狀態，有可能持續下去……」醫生對媽媽說，請她要有心理準備。

「他真的沒有希望了嗎？」媽媽的一顆心沉到了谷底。然而，醫生也沒有辦法保證，阿源的情況只能繼續觀察。

她跌坐在椅子上，凝視著躺在病床上的兒子；怎麼也沒有想到，自己一手拉拔大的孩子，因為一場車禍從此斷送大好人生……想到這裡，她忍不住流下淚來。

「如果真的沒有辦法，我也要把他接到離家比較近的醫院。」他們家離林欣榮院長任職的醫院不遠，平常生病都會去那裡看醫生，而且聽說中西醫合療的效果不錯，說不定會有好轉的希望。

中西醫合療重拾希望

阿源被送到醫院時，他昏迷不醒，立刻由林院長啟動中西醫合療。林院長非常肯定地告訴媽媽：「只要耐心接受中西醫合療，一定有機會可以恢復。」

何宗融醫師先幫阿源針灸。他熟練地拿起一支針，先從頭皮針開始下針；原本對周遭事物沒反應的阿源，竟然大叫一聲，接著罵三字經。媽媽很緊張又很尷尬，連忙向何醫師說對不起。

「這是好現象，不用道歉啦！」何醫師微笑著，繼續為阿源針灸。從頭部的百會、印堂、神門，到後頸大椎，再到前胸的華蓋、膻中，以及腿部的合谷、三里，還有通腦髓的絕骨穴等，整個過程行雲流水，順利完成了第一次針灸治療。

接下來，阿源持續接受每個禮拜三次針灸治療，才第一個月就已經看見療效；他可以離開輪椅，利用輔助器走路，並回應簡單的話語。再治療兩個月，他除了右手、右腳偶爾不太靈活，其他的身體表現與一般健康的人一樣，根本看不出來他差一點成為植物人。

他奇蹟似地復原，鄉親們都感到不可思議；媽媽每次走在路上，都有許多人問她到底是哪一位醫師治好的。

「這是醫師的名片，你參考看看。」因為問的人實在太多了，她乾脆跟何醫師的助理要了很多名片，只要有人問，她就發名片給對方。

恢復健康的阿源，繼續回到學校完成學業，同時也在準備考公務員。他每個禮拜還是會請何醫師針灸一次；想起媽媽告訴他第一次針灸時竟然罵出三字經的這件糗事，就感到相當不好意思，還是忍不住要向何醫師道歉。

何醫師爽朗地笑著說：「沒事的，我根本忘了！而且，昏迷中的病人對下針有疼痛的感覺，我高興都來不及呢！」

對於何醫師的感謝，阿源覺得自己用任何言語都無法完全表達，只能以靦腆的笑容，回報他的仁心仁術。

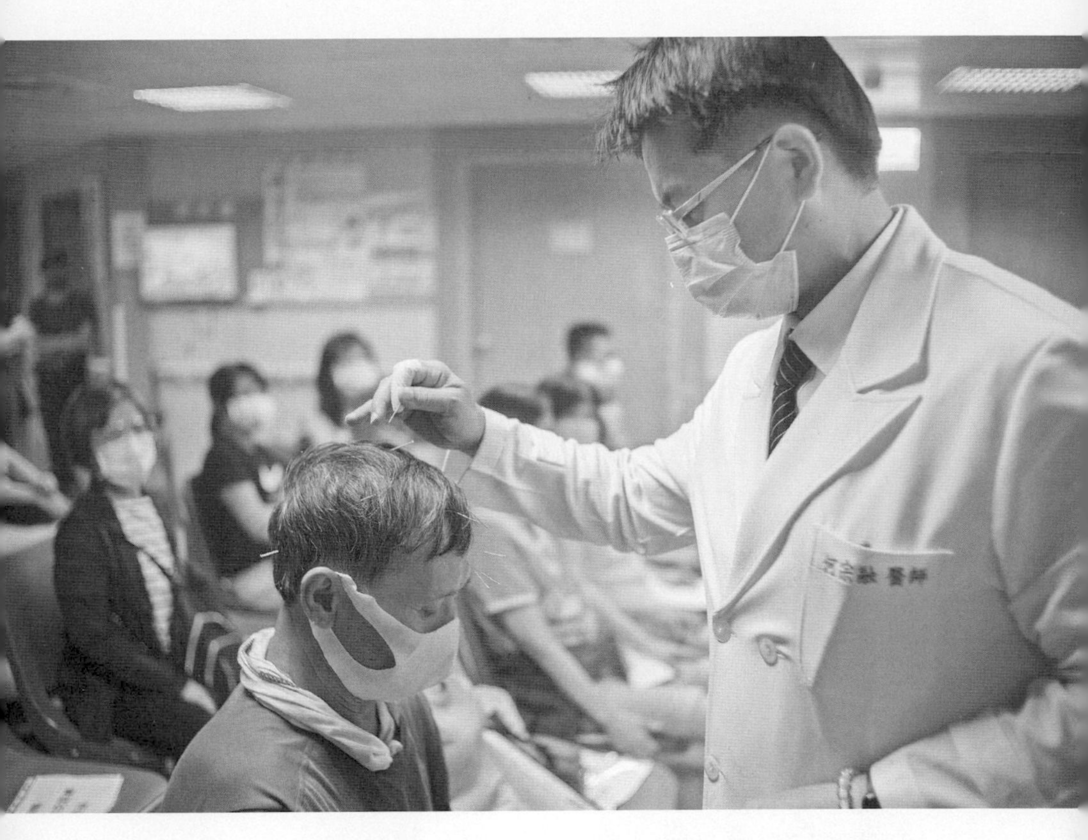

何宗融醫師為病患施以針灸，以緩解病症。

【中醫行醫筆記】

「植物人」的定義

在政府頒布的身心障礙鑑定表中，針對「極重度植物人」定義為，大腦功能嚴重障礙，完全臥床，無法照顧自己飲食、起居及通便，無法與他人溝通者，稱之為植物人。

引發原因是腦部受到嚴重傷害，例如頸部外傷、腦中風及中樞神經系統感染等，都會影響患者的意識，甚至導致意識不清。在臨床上，會以昏迷指數來表示患者的意識狀況：正常人是滿分十五分；在七、八分以下時，則會呈現昏迷的狀態；深度的昏迷，指數大約只有三、四分，對疼痛沒有感覺。如果過了兩、三個星期，患者可以睜開眼睛，之後可以入睡、亦會醒來，但對周遭的事物沒有感受及認知功能；此情況經過仔細觀察，維持一個月以上仍沒有改善，則可判定為植物人。

由於植物人損傷的部位在大腦，雖然大腦功能喪失，但腦幹功能仍然完好，所以有呼吸、心跳、血壓；但身體無法活動，也不能思考，以及與人溝通。如果照顧得好，植物人仍然可以活得很久。

有刺激就有希望

不論是中醫的經絡理論，或現代醫學的神經理論，都說明頭部與軀體四肢和內臟器官，有著極為密切的關聯。

古人很早就知道，從頭皮穴道進行針刺，可以治頭部的疾病，以及身體相關部位的疾病。中醫認為，頭部聚集大量的氣，頭皮針即是利用針來刺激大腦外側的皮質區，藉以調節氣的流動與循環。

以針灸治療腦傷的病人，愈早期介入的效果愈好，只要「有刺激，就有希望」。其實，中醫在早期可扮演積極角色，經由望、聞、問、切診治後，配合針灸醒腦開竅，刺激腦部活動，搭配活血化瘀的中藥，該補的補、該瀉的瀉，便能充分發揮中西醫合療照護的優勢。

針灸銅人的由來

最早的針灸圖經，在北宋仁宗天聖年間由醫官王惟一奉詔編纂；他也主持設計監造針灸銅人，稱做「天聖銅人」，一直沿用到元代。銅人身上標示經絡穴道，所有穴道均鑽小孔，以蠟封住，銅人內部灌水或水銀，學習者或受試者若針刺位置正確，水或水銀就會流出穴道。

到了明英宗正統年間，因「天聖銅人」年代久遠，於是仿製了「正統銅人」。清末八國聯軍戰亂，「正統銅人」被帶到俄國，如今收藏在聖彼德堡艾米塔吉博物館（State Hermitage Museum）裡，是現存年代最早的針灸銅人。

眼皮下垂無法睜眼——動眼神經麻痺

——何宗融

一個風和日麗的上午，七十六歲陳媽媽跨上機車，正在發動時，引擎的聲響被女兒麗娟聽到了。

「媽！不是跟妳說不要騎車嗎？妳要去哪裡？」麗娟急忙放下手邊的工作，趕緊前來阻止。

「我去買一點菜啦！今天不想走路，騎一下就到，沒關係啦！」陳媽媽轉過頭來看了一下麗娟。

「我是擔心妳，騎車出去很危險；我可以幫妳買，或者妳就搭計程車吧！」

「我一個多月沒騎了，放心啦！就這麼一點路，不會有事的。」說完，她就騎車離開了，也不管後面一直提高嗓門大聲提醒的麗娟。

麗娟一臉懊惱，她實在拿媽媽沒辦法。媽媽的個性很活潑，以前總喜歡騎機車到處跑；但隨著媽媽的年紀愈來愈大，她不免擔心，馬路如虎口，萬一遇到什麼情況來不及反應怎麼辦？可是，媽媽總是不以為意，覺得自己的身體還很健康，根本不用擔心，所以經常趁麗娟不注意時偷偷騎車外出。

「買菜只是順便，主要還是去找朋友聊天。」麗娟忍不住小小抱怨；但她心裡也很明白，好動的媽媽是根本攔不住的，只能隨她去了。

麗娟轉身回到家裡，繼續剛才還未完成的工作。才過了一會兒，她的手機響了，是一個陌生的號碼；她接了起來，是醫院打來的，告訴她媽媽出了車禍，現在在醫院急診室。

一場車禍意外

焦急萬分的麗娟馬上趕到醫院，緊張地問：「我媽媽怎麼樣了？」

「她被一輛汽車撞到，現在昏迷，是警察叫救護車把她送來急救，我們已經幫她做了電腦斷層檢查，還在等報告。」急診護理師帶她到媽媽床邊，她忍不住紅了眼眶埋怨：「就跟妳說不要騎車，怎麼不聽。」她也很懊惱，為什麼不堅持攔住媽媽……

檢查報告出來，醫師向麗娟解釋：「她左腦著地，遭到撞擊，幸好沒有骨折和內出血，先到加護病房觀察，再看看後續情況。」

陳媽媽在加護病房接受妥善的醫療，終於慢慢甦醒過來，之後轉到普通病房，待情況穩定後出院。不過，陳媽媽出院回家一個月後，雖然一直都有持續回診，但左半邊身體的恢復情況都不是很好；不僅肢體無力，受到撞擊的左側頭皮總是感到麻麻的；而且她是慣用左手的人，吃飯時便無法好好拿筷子。

她的左眼也因淤青而睜不開；用手指勉強撐開，眼球又無法靈活轉動，看東西會有重疊的影像；加上她原本就有白內障，視力更是模糊。

她看了神經內科、神經外科和眼科，經過電腦斷層、核磁共振、血管攝影及頸部超音波等一連串的檢查，醫師診斷的結果是第三對腦神經麻痺，又稱動眼神經麻痺，因而導致左眼無法睜開。醫師建議先觀察半年到一年，如果情況還是沒有改善，再考慮手術治療。

「喔！意思就是，如果運氣不好，我可能一年都要過只有一隻眼睛的生活。」陳媽媽有點無奈，但她不希望家人煩惱。

這場意外可說是有驚無險，她沒有意志消沉，反而安慰家人：「我是被老天懲罰的！誰叫我不聽話、硬要騎車；我的眼睛現在這樣也沒辦法騎了，以後機車還是讓給你們啦！」

針灸改善左側不便

以前家裡的三餐都是陳媽媽包辦，現在換成麗娟掌廚。她燒了一桌好菜，和媽媽以及先生、兩個孩子，一家三代坐在餐桌前，感恩全家還有機會團聚，好好享用溫馨的晚餐。

「我現在要學著多用右手。」陳媽媽用右手拿筷子，她拿得很順手，但挾菜時總是挾空；麗娟很想幫她，又擔心會不會傷了媽媽的心。她知道這不只是因為媽媽還不習慣用右手，而是她的視力問題；因為，左眼複視造成她看東西影像重疊，所以挾不到菜。

麗娟去廚房拿了一些盤子分給大家；「我們來學自助餐廳，每一個人將要吃的菜放在自己的盤子裡，我跟阿媽的由我來先裝。」說完，她就挾了一些菜放進盤子，並送到媽媽的前面。

陳媽媽了解女兒的貼心，她雖然表現得樂觀開朗，但內心很焦慮；這種情況真的還會持續下去嗎？如果一年後要開刀，她其實也很害怕。

吃完飯後，麗娟到房間裡和先生說：「真的沒辦法嗎？媽媽的左半側身體不便對生活影響很大，時間久了她一定會很難過。」

「怎麼不試試中醫呢？」她聽了先生的提議，決定去跟媽媽說。

這一次，媽媽沒有遲疑，馬上就同意讓她掛中醫門診。

在何宗融醫師的候診室外面，坐滿了等待看病的人，大家都是慕名而來，所以就算得等兩到三小時才能輪到自己也覺得沒關係，麗娟和陳媽媽也一樣在等候著。隔一段時間就會看見何醫師走出來，為先前已看診過的病人針灸；許多人在接受針灸治療後，立刻就感覺到疼痛消失。在一旁目睹一切的陳媽媽，信心大增，她耐心地繼續等待，大約兩個多小時後終於輪到她了。

在何醫師細心地望、聞、問、切之下，了解了陳媽媽的狀況。

「我媽媽會好嗎？」麗娟很緊張。

「不用擔心，我開中藥，再幫妳針灸，一定可以好轉。」何醫師的回答，讓母女倆頓時感到心情輕鬆。

陳媽媽遵照醫囑，回家服用中藥，每個禮拜固定來醫院針灸兩到三次。一個禮拜以後，她就已經感覺到頭部左側發麻的情況改善，左手和左腳也比較靈活，左眼可以微微地睜開；雖然還是有複視的情形，但這已經帶給她很大的信心。

持續三個月的針灸和中藥治療，現在大家都不再用「自助餐盤」了。

「今天是阿媽煮的晚餐喔！」麗娟向兩個孩子說道。

「難怪我覺得有阿媽的味道，好久沒吃到了，真好吃！」孩子們的味覺靈敏，一吃就知道。

「我現在眼睛恢復了，看得比較清楚，手腳也靈活，以後再煮拿手菜給大家吃。」陳媽媽非常開心，她的左眼已經完全可以睜開，視力恢復到和車禍前一樣。好久沒有下廚了，她忍不住想大顯身手，也很想出去走走，「我又可以去串門子了！」

「串門子可以，但是不能騎機車。」麗娟趕緊提醒。

陳媽媽指著自己的左眼說：「好啦！這隻眼睛會讓我永遠記得，我是真的不敢了。」

【中醫行醫筆記】

動眼神經麻痺——「上胞下垂」

動眼神經為第三對腦神經，負責控制眼球的轉動、眼瞼的活動與瞳孔的縮放。

造成動眼神經麻痺的原因非常多，包括血管栓塞、出血、腦膜炎、腦腫瘤、腦血管動脈瘤、海綿竇發炎、膿瘍、動靜脈屢管、外傷等，但創傷性的動眼神經麻痺較為罕見。動眼神經麻痺又因為病灶位置的不同，而可能合併其他的神經異常症狀，例如發生身體的一側癱瘓等。

在歷代古書中，沒有「動眼神經」之名，也沒有「動眼神經麻痺」之病。由於此病症以眼瞼下重與眼球偏視為臨床特徵，所以中醫稱「上胞下垂」，因分布於眼睛的經絡瘀血阻滯所導致，治療方向以活血化瘀、通竅活絡為主。

動眼神經麻痺的原因非常複雜，需要許多儀器檢查來輔助診斷，包括電腦斷層掃描、核磁共振、血管攝影等，並且經常需要神經內科的會診以便確定病因。

以單純的動眼神經麻痺來說，大多數病患都會自然痊癒，只有部分病人在六個月的時候，需要接受斜視或眼瞼矯正。在等待神經修復的過程中，由於雙眼複視的問題，常會造成病患困擾；這時經常可以發現，即使病患的單眼視力並沒有明顯減退，但兩隻眼睛一起看的結果就會變得相當模糊，常有雙影的現象，容易走路跌倒；這時以適當的鏡片矯正，或暫時將一隻眼睛遮蓋起來，可以有效緩解病患的症狀。

此案例藉由中醫的中藥、針灸介入，將其瘀阻在動脈神經上的氣滯血瘀清除，恢復氣機升降，而使第三對腦神經功能得以恢復。

中年大嬸奇遇記——類風溼性關節炎

——何宗融

「謝天、謝地、謝謝您！謝謝不知名的您。在拄著拐杖或坐著輪椅時，謝謝您幫忙開門，謝謝您幫忙按住電梯；謝謝您指導正確使用拐杖；謝謝您守護安全步上樓梯臺階；謝謝您在東京鐵塔的坡道上協助推運輪椅；謝謝您的協助與禮讓。最後，感謝家人的關懷與體諒。」

自稱「中年大嬸」的芳如，回想起從四十歲以來的這六年經歷，心懷感恩地製作了一支三分多鐘的短片，在片尾打上許多感謝。

六年前，她的右膝關節發炎腫脹，不良於行，到醫院的風溼免疫科進行檢查，發現是類風溼性關節炎，發病的原因不明。

芳如平常生病都會看中醫，在西醫檢驗之後，便尋求熟識的中醫診治。中醫師為她開藥及針灸，但情況並沒有變好，右膝關節發炎的狀況反反覆覆，她必須開始拿拐杖走路。然而，雖然行動不便，但她沒有因此喪失對生活的熱情，依然會拄著拐杖和朋友相約去餐廳吃飯、渡假泡湯，甚至去學太極拳，希望對身體能有幫助。

「拐杖讓我的人生從黑白變彩色。」她總是這麼樂觀地對朋友說。

我要換膝關節嗎？

然而，兩年過去了，右膝關節經常發炎腫脹的問題沒有改善，連右腳腳踝也發炎腫大，而且感覺全身關節都會痛，不動也痛，動了更痛；以前覺得輕而易舉的事，現在都變得艱難萬分。

每天早上起床後，她必須一隻手扶著桌角，很吃力地慢慢穿上褲子；再到浴室拿起刷牙，擠上牙膏，費力地將上下牙齒扳開，才能把牙刷伸進口腔。洗過臉之後，她想擰乾毛巾，雙手卻痛到無法出力。

「妳放著就好，等會兒我來整理。」先生看她這般吃力，感到十分心疼。

芳如沒有說話。她把溼毛巾放在洗臉臺旁邊，然後拿起梳子想梳頭髮，手舉到一半就感覺很痛。她想到以前常和先生打桌球，靈活矯健的身手連先生都稱讚，現在卻連生活自理都有問題，眼淚忍不住掉了下來。

先生過來拍拍她的肩膀說：「沒事沒事，我會陪著妳。」

自從生病之後，芳如就辭了工作在家休養，家裡的經濟重擔全部落在先生身上；她很感謝先生，盡量不想顯露出難過的心情，以免讓他擔心。但是，這樣下去不是辦法。

她雖然看中醫，但一直都有在西醫定期檢驗；當骨科醫師告訴她需要換人工膝關節時，她猶豫了……

有一天，她看見一則報導，是關於何宗融醫師以針灸和推拿治好一位美國導演的關節疾病；「我要去找這位何醫師！」芳如彷彿發現了新大陸，心中燃起了希望。

何醫師高明的醫術聲名遠播，所以當芳如向姊姊和姊夫提起時，他們都表示贊同；「但是，妳從臺中過去治療，距離有點遠，這樣方便嗎？」姊夫問道。

「不遠！我可以載她去，只要能治好芳如，這點路程還好啦！」芳如聽到先生這麼說，感動得好想抱住他。

事後回想起來，芳如真的好感謝自己的決定。自從接受何醫師的針灸、中藥、貼耳豆、青草膏貼布等療程，她的情況愈來愈好。不但關節疼痛的問題獲得緩解，原本因為發炎腫脹、疏於活動導致萎縮的右腳肌肉，也慢慢長回來了。

這不僅僅是何醫師的醫術高明，當然還有芳如堅持不放棄的毅力。因為，從他們家到醫院，這段路程說遠不遠、說近不近，但每個禮拜都要跑兩、三趟去針灸；先生的溫馨接送陪伴，是她最大的心靈支柱。而且，每一次來何醫師的門診，他總是會叮囑芳如，回家記得要拉筋。

芳如心想：「我現在連腿都伸不直，怎麼拉筋呀！」不過，她還是盡量遵照醫囑，忍著痛慢慢拉；有時連先生都不忍心，問她要不要休息幾天不要拉了，但她堅持不放棄。她還會經常用腳趾頭作「剪刀、石頭、布」，讓腳趾的關節多多活動。

要感謝的人太多了

此外，還有醫院的警衛先生，也令她很感動。

先生載著她到醫院，車子才在大門前停妥，警衛先生就走到車門旁，等待芳如在先生的協助下安全下車，拄好拐杖站穩，並踏上大門前的階梯平臺，確定她不需要協助之後，才放心去做別的事。

「謝謝您！每一次都受您的關照。」芳如轉身向警衛先生道謝，突然想起手上的一袋橘子；「喔！對了，這是我娘家種的水果，想請您吃吃看。」

「您太客氣了！您的好意我收下了，但我一個人吃不完，水果您還是帶回去吧！」警衛先生對她微笑點頭。

「可以請問您的大名嗎？」芳如問道。

他沒有回答，同樣以微笑回應，接著就去忙其他事了。

自從生病以後，芳如才發現，除了先生以外，自己是一個被溫暖環抱的人，身邊許多人都讓她覺得好感恩。

在生病以前，芳如原本就喜歡到各國旅遊；這幾年因為行動不便，限制了她的活動範圍，現在病況好轉，便想去國外走走。她詢問醫師的意見，在獲得許可之後，做好了行前準備，帶著拐杖、以及可以輔助較長距離活動的運輸椅，便和先生一起前往日本東京。

「哇！真開心！」芳如坐在運輸椅上，仰頭看著東京鐵塔，頓時心胸開闊。「我們再靠近鐵塔一點。」先生推著運輸椅往前，但發現路面有點傾斜，原來這是上坡，他推得很吃力。

這時，一對年輕的日本情侶過來幫忙，先生趕緊跟他們道謝；三個人一起推著運輸椅，直到走上平緩的路面時，他們才微笑離開，並祝福芳如夫妻旅途愉快。雖然彼此語言不通，但心意傳達到了，芳如心裡暖暖的。

不管是熟識的人，還是陌生人，每一個人都對她伸出溫暖的手，讓她在治療的路上倍感溫馨。

她接受何醫師的診治達兩年後，已經可以不用拐杖，甚至可以穿上高跟鞋爬樓梯，恢復以往的正常生活了。

她寫了一封信給醫院，表達對何醫師的感謝，同時也沒有忘記謝謝警衛先生；此外，她還記得有位男復健治療師，看見她拄著拐杖，主動教她如何檢視拐杖的適宜高度。

對於許多不認識的雲林鄉親她也感謝了。包括她在醫院等電梯時，會好心提醒她電梯來了的人；或者按著電梯按鈕，等待她步履蹣跚地進入電梯；又或者開啟佛堂的推門，讓她慢慢通過小斜坡……這點點滴滴寫也寫不完，要道謝的人實在太多了。

不需要拐杖，真正重新拾回往日的彩色生活，芳如經常在中華民國類風溼性關節炎之友協會交流園地的網站上，發表自己的治療經過，以及從來不吃西藥、以中醫就能治好的經驗，鼓勵和她一樣有相同情況的病友不要氣餒。她也製作了一支短片《中年大嬸的類風溼奇遇記》，寄給何醫師表達無盡的感謝。

【中醫行醫筆記】

類風溼性關節炎——「邪氣」侵入

類風溼性關節炎是一種慢性的發炎性關節疾病，以中年女性為好發族群。發病原因是身體免疫系統出了問題，產生很多抗體及發炎物質。早期症狀以關節腫脹疼痛為主，會隨著時間不斷進展，導致全身關節都受影響，最後可能造成關節變形及功能喪失，也有可能侵犯其他器官。因為類風溼性關節炎不容易痊癒，因此在臺灣健保被歸為重大傷病。

中醫認為，疾病的發生與大自然的「邪氣」有關，邪氣包含了「風、溼、寒……」等因素。以類風溼性關節炎為例，因氣候變化無常、冷熱交替，或潮溼等導致風寒溼邪氣，在身體因脾胃肝腎氣血不足、抵抗力降低時侵入，並透過經絡留在關節，使氣血痺阻，因此被歸類為「痺證」。如果是多發性關節痠痛，且患病部位經常改變者，屬於「風邪」；若是關節腫脹，則屬「溼邪」。

一般民間對於關節痠痛，都統稱為「風溼痛」，但其實關節痠痛的原因很多。除了過度使用特定關節、造成關節周邊肌腱發炎所致，其他還有痛風、退化性關節炎等，都會產生類似的症狀，需借助西醫的精密檢查之後，再給予適當的中醫治療。

艾灸助復健——腦出血中風

——何宗融

程大哥記得很清楚，那一天是二〇二〇年二月二十四日，東北季的威力還沒有減弱，澎湖依然刮著冷冽的風。

他和阿芳一起到住家附近散步，這是他們結婚三十年來每天持續的習慣。當天一切如常，他們散步回來，吃了早餐之後，阿芳要去上班；程大哥和朋友有約，也準備出門。

程大哥從軍中退伍，幾個同袍相見，總是有聊不完的話題。當他們正聊得開心時，程大哥的手機響了。

「您快點過來！阿芳姊看起來不太對勁！」阿芳的同事玉華打電話來，口氣十分急促。

「怎麼會這樣？剛才還好好的，趕快先送去醫院！」他掛了電話，馬上騎機車到三總。三總澎湖分院是澎湖地區唯一的教學醫院，民眾發生緊急事故，都是先去三總。

程大哥停好機車，快步衝進急診室。阿芳躺在病床上，閉著雙眼，怎麼叫也叫不醒。

「我們上班到一半，看見阿芳姊起身想走到隔壁的辦公室；她都還沒有進去，突然就跌坐在門口旁邊的沙發上。我們過去看她，她說不出話來。我們知道她很不舒服，第一時間就先打電話給您。」玉華紅著眼眶說：「等一下馬上要做電腦斷層掃瞄。」

復健是一條漫漫長路

阿芳在臺電澎湖營業處擔任主管，平常工作認真，對部屬要求嚴格，但私底下十分親切；主管欣賞她，部屬們也都相當敬重她；發生這樣的意外，大家都很難過。最震驚的就是程大哥，他們夫妻倆不僅每天都有運動，而且阿芳飲食清淡，也沒有任何不良嗜好，怎麼會發生這樣的事？他的心裡難過又疑惑。

在緊急電腦斷層檢查之後，醫師告訴程大哥，阿芳大腦左側大量出血，必須立刻開刀。

「當然要開刀！開刀還有機會，不開刀就一點機會也沒有了。」程大哥立刻簽下手術同意書。阿芳十一點左右送進醫院，十二點多完成緊急手術，然後進入加護病房觀察。

這一切來得突然，主治醫師告訴程大哥，他後天就要回臺北，建議可以將阿芳轉到臺北的醫院；因為，腦出血中風的後續醫療及復健是一條漫漫長路，臺北的醫療資源比離島多，能得到的醫療照護也會比較全面。

在最短的時間內，程大哥就將阿芳轉到臺北三總松山分院；一個月後，因為健保給付的規定，他們轉到中國醫藥大學附設醫院。在這裡住院的一個月期間，程大哥讓妻子也同時接受中醫治療，原本一直昏迷的阿芳終於睜開雙眼了！

「我很信賴中醫，我相信我的決定沒有錯。」看見妻子的進步，程大哥燃起對中醫的信心。他平常身體不舒服，第一個想到的就是中醫。

「阿芳，我們一起加油！」程大哥緊握妻子的手。一個多月以來，一直揪緊的內心似乎稍微放鬆；但是，接下來的考驗才要開始。

阿芳雖然醒了，但她不能說話，身體依然癱瘓不聽使喚；面對這般處境，她整日流淚，程大哥心裡也非常難過。

他用手帕輕輕擦拭阿芳眼角的淚水，輕聲地說道：「一直以來，都是妳為家庭付出，無微不至地照顧我和孩子們……妳安心，現在換我來照顧妳。」程大哥的堅毅面容帶著柔情線條，強忍著淚水；他何嘗不想好好照顧妻子，但從來沒有想到會是在這樣的情況下。他不能在妻子面前表現出難過的樣子，他必須成為堅強的臂膀，讓妻子可以倚靠。

眼看一個月的時間就快到了，他積極尋找下一所可以給阿芳最好醫療的醫院。在蒐集資料的過程中，他發現花蓮慈濟醫院林欣榮院長以幹細胞療法治療中風患者，有突破性的成果；不僅如此，林院長大力推動中西醫合療，也有許多成功的案例。在深入閱讀相關報導之後，他決定帶阿芳去花蓮尋求治療的機會。

心裡苦悶接踵而至

從澎湖到花蓮，同樣都是擁有自然好風光的地方；他們雖無閒情逸致欣賞天然美景，但自然的環境似乎對阿芳的復健有所幫助。

她在神經外科病房住了一個月，之後轉進中醫病房自在居，感受到如家一般的溫馨和寧靜。不再受到健保給付的一個月限制，阿芳終於能好好地安心療養。

「阿芳姊，今天感覺好嗎？」中醫病房的醫師和護理師，每一天都會親切地問候阿芳，「我幫您艾灸一下好嗎？」

「真的非常謝謝，阿芳很喜歡你們幫她艾薰。」程大哥很感謝這裡的護理人員。

「您不用這麼客氣，我們也希望她能感到舒服一點。」

「有的，來到這裡她的確有好一點。」在住進中醫病房之前，阿芳一直都是住三人健保房。自從清醒以來，她無法接受現實的處境，經常難過哭泣。有的時候，旁邊的病人家屬會表現出不能體諒的反應，程大哥看在眼裡無比心疼；只是，除了不斷地跟對方道歉，實在也沒有其他可以解決的方法。

在中醫病房，除了醫護親切，又因為是單人房，以及整體的空間規劃十分寬敞，不會打擾別人，也不被別人打擾。然而，阿芳還是經常哭泣，也不開口說話，眼神中總是帶著憂鬱，讓程大哥感到很焦慮，又不知道該如何幫助她。

接受了護理人員的艾灸之後，看護張嫂協助阿芳坐在輪椅上，把輪椅推到窗邊。她看向窗外，眼睛直視著一個定點，似乎若有所思。

「其實，我們說的話她都知道，只是沒辦法表達。」程大哥想起醫師的話，醫師告訴他不必太擔憂，這部分會隨著時間逐漸好轉；比較需要關注的是心理層面，建議去看身心科。

「阿芳，我說的話妳都知道嗎？」程大哥在阿芳的輪椅旁邊蹲下來，輕聲地問道。

阿芳微微地點點頭，再用力閉了一下雙眼。

「我知道，妳是在回答我，真的太好了！太好了！」程大哥紅了眼眶，「妳放心，我會好好照顧妳！不管多久，我都會陪著妳。」

他帶阿芳去看身心科，醫師開了一些鎮定的藥物，吃了之後比較容易入睡。不過，吃藥只是輔助，程大哥謹記醫師的叮嚀，在這個時候，家人的陪伴和關心，才是讓她敞開心胸、面對現實的關鍵；心情開朗也會影響身體，有助於後續的醫療及復健。

迎接黎明的曙光

「新年快樂！」「感恩、吉祥！」

農曆過年期間，中醫病房裡大家見面彼此互道祝福；對阿芳一家人來說，這個新年的感觸實在難以言說。往年每逢農曆新年，全家都是在澎湖的家中團聚，阿芳會親自下廚，或全家到餐廳訂一桌年夜飯，今年卻是在醫院度過。

「媽，我們來看您！」兩個孩子從澎湖來花蓮。一進到病房，看見阿芳坐在輪椅上，她的鼻胃管已經取下，這表示她不需要用鼻胃管進食，孩子們都很高興。

「昨天拿下鼻胃管了，是張嫂說可以試著拿下來的。」原本程大哥還很擔心，但因為張嫂是很有經驗的看護，她觀察阿芳的情況，認為她應該能完全以口進食，不需要再裝鼻胃管了。在醫師的同意下，護理師小心翼翼幫她取下鼻胃管；卸除了一條管線，阿芳感覺呼吸順暢，心情也比較好。

「太好了，我們去買您喜歡吃的東西，好嗎？」女兒貼心地問道，阿芳微微點頭眨眼。

不一會，女兒買了豆沙包回來；「媽，我記得您喜歡吃豆沙包，您嘗嘗看。」女兒用筷子挾起一個豆沙包，送到阿芳的嘴邊；她努力地張開嘴巴，輕輕咬了一小口，慢慢地細嚼著，然後再慢慢地吞嚥。她的動作很慢、很慢，家人們圍繞在她身邊，仔細看著她的每一個動作，大家的心情都很激動，也很感動，每個人的眼眶都溼了；程大哥更是感動得說不出話來，在一旁偷偷地拭淚，不敢讓妻子看見。

一直以來，阿芳都是全家人最重要的精神支柱。她雖然也是上班族，每天忙於工作，卻也為家人打理三餐、整理家務，讓一家人無後顧之憂。這場突如其來的疾病，讓大家一開始有些手足無措；但是，孩子們似乎也在這段時間變得更獨立；以前對於媽媽的付出都覺得理所當然，現在則是多了一分關心和體貼。

對這一家人來說，這是最難忘的農曆新年；曾經像雷擊後突然停電而陷入黑暗，此時此刻曙光乍現；雖然光線仍然幽微，但光明可期。

「嗨！阿芳，今天還好嗎？」只要何宗融醫師出現在病房，這裡就有溫暖的陽光。阿芳用眨眼代表微笑回應；在這裡，這是大家都知道的溝通方式。何醫師也知道，那種靈魂被困在動彈不得身體的感覺，他自己就曾經親身經歷。他大學比賽時，因對手犯規，造成他頸椎受傷而導致全身癱瘓，因此他很能體會病人意識清楚、但全身無法動彈的苦。

程大哥推著輪椅，帶阿芳到復健室進行復健；在這裡，她透過各種肢體活動，盡量讓身體慢慢恢復運動能力，他們知道這急不來。

自從她能從口進食之後，再進步的速度很緩慢。他們把復健當成每天的例行功課，傍晚進行復健之後，回到病房用晚餐，然後程大哥再推著輪椅，帶阿芳在病房的走廊四處遊逛；就好像阿芳發病前，夫妻倆每天都要出門散步一樣，數十年的習慣不能斷。程大哥的堅持，背後是濃濃的愛意，他不希望妻子感覺生活改變了。

「阿芳妳看，牆上掛的畫換新了。」她的目光朝向程大哥手指的方向看去，一整排新掛上去的水墨畫，分別以春、夏、秋、冬四季當令的蔬果為主題，並書寫著每一個季節的養生之道。阿芳仔細地看著；她喜歡繪畫，也喜歡閱讀，但生病後這些興趣都只能放著；想到這裡，心裡難免惆悵。

看見阿芳的眼神，程大哥完全知道她心裡在想什麼，便告訴她：「我們明天到其他樓層的走廊去參觀，這裡很多地方都掛了畫，我們一起去欣賞。」

阿芳堅定地眨眼，她用眼神告訴程大哥，眼前的難關雖然是一場生命的無常，她選擇勇敢面對。曙光已經出現，接下來就是黎明；家人的愛和醫護的專業照護，是她最堅強的支持。

阿芳自己可能還不知道，這時她的嘴角微微上揚，臉上露出淺淺微笑，就像陽光般燦爛。

【中醫行醫筆記】

關於腦中風

腦中風與中風，現代人常混為一談，但其實兩者不同。

中風的含括面較廣，只要是因為血管破裂或堵塞，使血液和氧氣、養分供應不足，導致身體的某一器官或部分功能失常，例如一邊眼睛突然看不見的視神經中風、一邊耳朵突然失去聽覺的聽神經中風、身體上下半身或四肢其中之一突然不能動的脊髓中風等，都是中風；如果發生在腦部，則是腦中風，可能會導致身體一側的半身不遂。不過，現在大家都沒有再特別區分；由於腦中風的機率較高，所以一般人提到中風，都是直接想到腦中風。

在西醫的分類上，腦中風有出血性腦中風和阻塞性腦中風。其中，出血性腦中風需要緊急手術將腦部血塊取出，術後中醫介入的時間愈早愈好，以防止出血傷害過大為治療目標。患者經過急性治療後，之後可能還會出現肢體攣縮、意識不清的現象，中醫再針對症狀恢復肢體活動，以及醒腦開竅為治療原則。

比較容易讓人忽略的是，很多的中風現象，比如視覺、聽覺突然消失，或手抬不起來，或身體某一部分感覺痲痲的，如果一下子就恢復正常，也不是常常發生的話，大部分的人通常不以為意；或者當症狀發生時，以為只要休息一下就好。其實，這就是俗稱的小中風。一旦發生小中風，三個月內發生大中風的機率很高，因此一定要就醫診治。

中風的中醫證型

中風在中醫名「卒中」，是以猝然昏倒、不省人事，伴隨口眼喎斜（面癱）、言語不利、半身不遂、視覺障礙等現象。在中醫的臨床表現，依據有無神志改變，分為中經絡與中臟腑二大類。

中經絡：沒有昏倒便突然出現口眼歪斜、語言不利，半身不遂等現象。

中臟腑：主要表現為突然昏倒、不省人事，又分為「閉證」及「脫證」。

閉證的表現是突然昏倒、不省人事、牙關緊閉、口噤不開、兩手緊握、大小便閉、肢體強痙。脫證的表現也是突然昏倒、意識不清、不省人事，但口張、鼻鼾息微、手足肢冷、汗多、大小便自遺、肢體軟癱。

包括急性的閉證和脫證，或半身不遂等不同的情況，以針灸的方式都可以治療。

「自在居」溫暖照護——阻塞性腦中風

——何宗融

「這裡事情處理好，我就要回去了。」

楊大哥用手機通訊軟體 LINE 和太太對話；當時是臺灣的晚上十點，太太在地球另一端的美國西雅圖，才正要準備早餐。

「好，等你回來！」楊太太簡短回覆之後，又繼續忙著煎蛋。

今天是二〇二〇年最後一天，明天就是新的一年。這段期間是美國的聖誕及新年假期，她和先生定居美國三十年，往年都是一起規畫假期出外旅遊，但這次情況不同。十月的時候，楊大哥接到兄嫂病危通知，便即刻啟程回臺灣桃園探望。

楊太太因為在西雅圖有工作，沒辦法請長假一起回臺灣；但她很擔心大嫂的病況，每天都會發訊息給先生，希望先生能捎來好消息，心中也盼望著他能趕緊回來團聚。

經過一個多月的煎熬，大嫂終於度過險境，穩定接受治療。家人都暫時鬆了一口氣，楊大哥也放下心中的大石，估計再過一陣子就可以回西雅圖與妻子團聚。

收到訊息的這一天，楊太太心情特別好；再過半年她就要退休，夫妻倆終於可以好好地規畫生活。在美國這麼多年，他們一直都忙於工作及家庭；現在小孩大了，有自己的人生，也都自組家庭，不需要他們操心了。

想不到，才短短二十四小時之後，她就接到噩耗。

傳來不幸噩耗

那一天是二〇二一年一月一日，楊太太正在整理家務，放在一旁的手機一直發出有訊息傳進來的聲響，她暫時無暇回應；但一聲聲的「叮咚」不斷催促，她拿起手機，看見先生的大姊傳來訊息：楊大哥突然意識不清，緊急送醫。

「怎麼會這樣？」她急如熱鍋上的螞蟻，趕緊撥打通話給大姊。

「我們一起吃飯，突然他就意識不清，而且抽搐，現在在救護車上……」手機傳來大姊急促的聲音。

楊太太的手顫抖著，不敢相信自己的先生發生意外；「他一向很注重健康，每天都會做運動，吃得也很養生，怎麼可能？」她的心裡不斷浮現出疑問，接下來的每一分、每一秒，她都隨時抓著手機，希望能聽到好消息。然而，她的希望落空了，大姊要她立即回臺灣，因為楊大哥陷入重度昏迷，住進桃園一家醫院的加護病房，經診斷是急性腦梗塞中風，情況很不樂觀。

楊太太辭了工作，簡單整理行李即刻啟程。由於防疫期間，她回臺後住在防疫旅館，待採檢報告出來結果為陰性，便申請外出探病。

踏進病房前，她心裡忐忑不安，從收到訊息到現在，每一天都是煎熬。大姊輕拍她的肩膀，在口罩下的神情，每一個人都是凝重的。

「妳要有心理準備……」大姊的叮嚀言猶在耳。

躺在病床上的楊大哥瘦了一大圈，她第一眼幾乎認不出來。她彎下腰，輕聲地說：「是我，我來看你了。」

楊大哥的眼角動了下，左手及左腳也努力地想抬起來。

「我相信他會好！」楊太太堅定地說。

楊大哥當年六十六歲，是一名會計師。他平常每天都有運動的習慣，假日也會和三五好友一起爬山；身體健壯，不菸不酒，沒生過什麼大病，還會經常叮嚀太太也要多運動。像這樣一個陽光型的人，一瞬間就倒下，實在令人難以接受。

短暫地探病之後，楊太太必須回防疫旅館繼續隔離，大部分的時間只能透過與大姊及其他家人通訊，隨時關心先生的病況。

然而，在這段期間，她收到的訊息都是不樂觀的——

「醫師都說，他有生命危險。」

「我們也希望他能好起來，但是不能隱瞞，他真的很嚴重。」

「我們只能等待奇蹟出現……」

「生命無常，我會陪在你身邊。」楊太太感覺所有家人都在勸她接受先生無法好轉的現況，但她心中始終不相信；不是她不願意放下，而是他看到先生求生意志力仍然十分堅強，認為他一定可以挺得過來。

大姊夫似乎可以體會她的心情，提出了轉院的建議；只要有一線希望，她都願意去試。可是，他們想轉的那家醫院評估之後，認為病人的病況太危急，決定不收治。

正在一籌莫展之時，大姊夫想起了花蓮慈院林欣榮院長，他以「內生性幹細胞」合併中西醫治療，為許多腦中風患者帶來良好的治療效果，或許可以一試。

「在花蓮嗎？」楊太太心想，真的要去這麼遠嗎？但是，這個念頭只是一閃而過；因為她知道林院長的醫術高明，而且他們還是臺南將軍區漚汪國小的小學同窗，這分難得的因緣讓她很放心，願意讓先生轉送到花蓮慈院就醫。

與此同時，原本拒收的醫院也通知可以轉院。她與家人們評估之後，還是決定去花蓮；雖然路途較遠，但直覺這是正確的選擇。於是，便在一月九日轉進花蓮慈院的加護病房。

遠赴花蓮醫療

十四天隔離期結束，楊太太獨自一人帶著行李搭往花蓮的火車。年輕時，她也曾經搭火車到花蓮旅遊；窗外的藍天碧海依舊，但這趟行程心情完全不同，再美的風景都只是眼前匆匆掠過的光影。

她心心念念的只有先生的病情，她知道將面對一場長期抗戰，必須打起精神，成為先生的後盾。

「請問，您是要去花蓮慈院嗎？」坐在她旁邊的一位年輕人，約莫三十多歲，很客氣地問道。

她的思緒一下子被拉了回來，「哦，是的！」

她看自己除了一個大行李箱，還有一個大揹袋，開口可以看見裡面有許多鍋、碗、盆等用具，應該是這些東西透露了她此行的目的。

「祝福您！我媽媽之前也曾經住在花蓮慈院一陣子，她當時因為中風癱瘓，我能了解您的心情。」

「我先生也是中風，現在還沒有醒，醫生的意思是可能不樂觀，但我不想放棄。」眼前這位年輕人讓她感到很放心，不由得向他傾吐了心事。

年輕人稍停頓了一會繼續說：「阿姨，您放心，在這裡有很好的醫療。我媽媽後來恢復得不錯，她現在可以自己走路，雖然走得慢，但是不用拐杖。」

「謝謝你，這真是一個最大的鼓勵！」

「您辛苦了。您在花蓮有住所嗎？」

「沒有，我要租房子。」

「我在花蓮有認識的朋友，我可以請他幫忙。」

年輕人和楊太太互相加入手機通訊 app 為好友。在還沒有抵達花蓮之前，她就已經感覺到一股暖流注入心房。

接受中西醫合療

楊大哥在花蓮慈院接受幹細胞療法，同時也請中醫會診進行針灸治療。雖然夫妻倆在美國住了三十年，但楊太太對於中醫相當信賴，每次身體不適都會看中醫，對針灸治療並不陌生。

「還好有來這裡。」她總是和親友這麼說道。

楊大哥的治療效果十分良好；原本一直臥床的他，終於可以在他人的協助下慢慢坐起來，從加護病房轉到普通病房。楊太太不再需要受到探病時間的限制，可以隨時陪伴。

比她稍晚一個禮拜，女兒也從美國飛來臺灣，到花蓮探望父親。這段期間，她因為身體感冒不適，掛了何宗融醫師的門診；在進入候診區的時候，被眼前上百位等候的病患嚇了一跳。

「我等了四個小時！」她和媽媽提起就診的經過，「雖然等那麼久，但真的很有效；我吃了一天藥，感冒就好了。難怪這麼多人要來看何醫師的門診。」「聽妳這麼說，我也很好奇，或許可以請何醫師為爸爸看診。」

轉到普通病房即將滿三十天，按照健保規定，楊大哥無法再繼續住院。她聽說花蓮慈院在二〇二〇年十一月才剛成立中醫病房「自在居」，有七間自費病房，以及中醫、西醫雙主治醫師，她想過去看看情況。

一走進「自在居」，感受到的是寧靜舒適，以及醫護人員的親切問候，當下她就決定讓先生搬來這裡治療。

自從接受中西醫合療，楊大哥的進展快速，半個月後他已經可以讓人攙扶下床，每天坐在輪椅上一個半小時。這樣的進展，讓楊太太內心充滿了感恩，她想把這分感恩之心也帶給先生。

「跟著我一起念：『阿、彌、陀、佛』。」她一個字一個字慢慢地念。

「阿……彌……陀……佛」，楊大哥努力地跟著念佛號，從口中送出的每一個字雖然只是氣音，卻很清晰。

感動，難以言喻，楊太太握住他的手說：「太好了！我們繼續念。」

楊大哥的個性剛毅，遇到困難從不輕言放棄。突如其來的變故，使他受困於僵硬的肢體；他不願意向命運投降，堅強的意志力，讓他得以忍受復健時的疼痛，每一天都在進步。

但是，他的進步在初期非常地顯而易見，之後的進展時間則會逐漸拉長。當醫師這麼告訴楊太太的時候，她並沒有失望；因為，和剛送進醫院的情況比較起來，現在已經是奇蹟了。

「怎麼了？」有一天，她一踏進病房，看見外籍看護阿蘭，正在把先生身上的被子掀起來。

「他一直流汗，我幫他換了一件衣服，很快又溼了，他太熱了！」

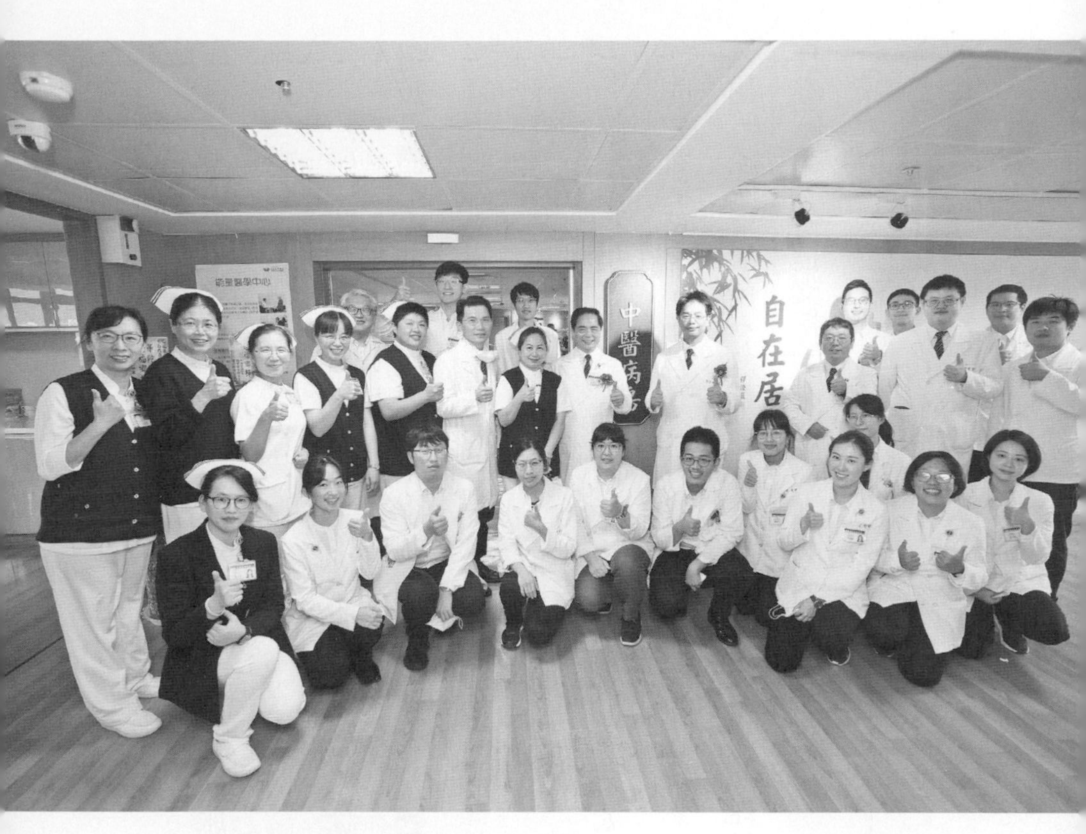

中醫病房「自在居」於二〇二〇年十一月揭幕，花蓮慈院林欣榮院長與中醫部醫護合影。

「他這樣很容易著涼感冒，被子還是要蓋好。」

不過，就如同阿蘭所說，楊大哥的汗水溼透了衣服，蓋著被子也是困擾。

她把這個情況告訴何醫師。

「流汗太多有兩種狀況，白天流汗叫『自汗』，夜晚睡覺流汗叫『盜汗』，這是身體把血液中的水分抽離，會讓心跳加速、心臟無法供給足夠的氧氣，長期下來對心臟會有不好的影響。」經過何醫師解釋並調整藥方之後，總是大汗淋漓的問題很快就消失了。

轉眼間，來花蓮慈院治療已經快一個半月，楊太太心裡有說不盡的感恩。從先生發病至今，她也正在經歷一場人生鉅變。面對如此艱難的考驗，她流不出一滴眼淚，所有的情緒只能自己消化；但是，她感受到所有醫護人員的真心關懷，這是支持她能堅強站起來的力量。

「很慶幸我們來對了地方！」她知道，先生接下來還有很長一段復健之路要走。她有信心，在專業的中西醫合療之下，加上先生堅強的意志力，一定會漸入佳境！

【中醫行醫筆記】

內生性幹細胞療法合併中西醫治療

幹細胞存在於骨髓細胞裡。將幹細胞移到中風的腦子，可以救回瀕臨死亡的腦細胞，也可以讓已經壞掉地方的神經細胞及血管再生，從癱瘓的狀態恢復回來。其中的「內生性幹細胞療法」（G-CSF），是利用骨髓幹細胞會自行增生的原理，為病人注射白血球成長激素，刺激神經傳導壓力；因為幹細胞存在細胞組織裡，能經由細胞分裂成多種的特化細胞，再透過「活血化瘀」的中藥，讓神經組織快速恢復功能。

內生性幹細胞療法可以讓骨髓幹細胞增生十倍，而吸磁效應吸引幹細胞到腦部修補受傷處，會自行分化成腦神經、血管等細胞；除了有助腦傷患者迅速恢復外，還可保護神經，使腦神經不致因中風缺血而壞死，並有抗發炎的作用，可抑制中風處的發炎組織及細胞。

在花蓮慈濟醫院林欣榮院長帶領下，結合西醫、中醫、護理、復健等各專業團隊，透過內生性幹細胞療法、針灸、復健科物理治療及高壓氧等方式，為病人找出最好的治療方法，讓醒不過來的人醒來、站不起來的病人站起，恢復良好的生活品質。

緩解化療不適——惡性腦瘤

——何宗融

「已經一個多小時了，怎麼還沒回來？打手機也不接。」莊太太不斷地撥打手機，焦急等待著。

她和先生鳴鴻從臺中到埔里找朋友一起吃飯，先生將車停在餐廳門口，放她下來之後去停車，沒想到竟然停了一個多小時都沒回來。

朋友也很擔心，一直撥打手機給莊先生，都沒有回應。他們開車出去尋找，終於在路上發現他的車子；他正在開車，但游移不定，不知要往哪個方向……

「我本來只是想要在餐廳附近找停車位，怎麼知道一繞就繞了這麼久。」他感到很懊惱。大家倒是鬆了一口氣，還好沒事，然後一起回到餐廳。

他們的午餐約會仍然很盡興，但莊太太心裡感到很不安；因為，從大約半年前開始，先生就變得怪怪的。

問題出現在腦部

「孩子們下個月要開學了，我們要不要全家出國旅遊幾天？」莊太太問道。

「嗯！」他低著頭吃飯，愛理不理的。莊太太覺得很奇怪，他平常不是這樣；先生雖然工作忙，但很珍惜和家人相處的時間，也很愛說話，不會這樣冷漠。

「這是答應了嗎？」莊太太再問一遍。

先生沉默不語……

「我們出國去玩好不好？」她又問了一次。

「我洗過澡了嗎？」先生答非所問。

「什麼？」這下換莊太太愣住了，停頓了好幾秒才說：「還沒，你不是都睡覺前才洗嗎？」

「喔，我洗過澡了嗎？」他又問了一次。

莊太太有點擔心，最近先生的記憶力衰退，經常忘東忘西，原本活潑外向的個性也變得冷漠，還會重複問相同的話，她懷疑先生是否罹患了失智症。他們在臺中后里經營捲門工廠，事業有成；先生今年五十三歲，正處在意氣風發的壯年，難道是早發性失智症？

和朋友的餐敘結束，回到臺中的家，莊太太立刻幫先生掛了臺中慈院的門診。還沒等到預約的日子，就發生了令她至今回想起來仍心有餘悸的情況。

那一天晚上，莊太太在睡夢中被身旁的先生驚醒，他突然全身痙攣抽搐、口吐白沫，且失去意識，莊太太趕緊拿一根湯匙塞進他的嘴裡，以免他咬到自己的舌頭，然後立刻叫救護車送到臺中慈院急診。經過核磁共振檢查發現，他的大腦右額葉長了一顆直徑約五公分大的腫瘤。

莊先生回想大約兩年前，頭部有時會突然好像觸電一樣麻麻的，但一會兒就好，加上工作很忙，所以一直沒有很在意，也都沒有和家人提起。一個多月前，他出現打嗝不止的情況，一天二十四小時都停不下來；這次就算他不講，身邊的人也都發現了。

「從來沒有打嗝打這麼久，覺得好疲累。」莊先生打了一整天的嗝，灌了很多水都沒用。

「要不要去看醫生？」莊太太問道。

「這種小事，不用啦！明天看看會不會好。」

第二天，他依然嗝個不停，於是在太太的催促下看了腸胃科；原本以為是胃食道逆流，但吃了藥一直都沒有好轉。後來在醫師的安排下接受健檢，腸胃都沒有問題，也不知道是怎麼回事；三天後，打嗝的現象突然消失，他也就不以為意了。

當時他們完全沒有意料到，問題竟然是發生在腦部。

西醫救命，中醫接棒

醫師檢查出是腦部惡性腫瘤，經過莊先生同意，將病歷轉給腦神經外科權威花蓮慈院林欣榮院長。他看過病歷之後，發現腫瘤已經壓迫至前額葉中線往左偏移，如果不趕緊開刀，腫瘤變大後，除了記憶力惡化，也可能造成半側偏癱。

得知需要即刻前往花蓮開刀之後，莊先生沒有多想，馬上暫停繁忙的工作，和太太一起來到花蓮。

林院長告訴他：「腫瘤已經侵犯到腦子中間產生脊髓液的腦室。腦室就像是腦細胞的高速公路，當癌細胞一旦跑進腦室，就容易沿著腦脊髓液跑到腦子、跑到脊隨，所以手術的時候必須很小心，盡量拿乾淨。而目前抑制殘存的腦瘤細胞，除了術後還需要藉由局部放射線治療，讓腦細胞的DNA受損，腦細胞就不會這麼聰明，可以抑制復發。再來就是要配合口服化療藥物帝盟多（Temodal），可抑制惡性腦瘤生長。」

在準備開刀的前幾天，夫妻倆還把握時間，參加了為期三天的慈濟全球實業家靜思生活營。在活動當中，林院長針對惡性腦瘤的治療與創新研發，進行了一場一個小時的演講。

夫妻倆非常仔細地聆聽，感覺這場演講似乎就是在為他解答疑惑——

惡性腦瘤長得非常快，又狠又猛。當腫瘤在前額葉的地方一撐，好的腦組織就會被擠壓，判斷力、個性就會跟著改變，讓本來很喜歡講話的人變得不愛講話，有些更嚴重的病人，連吃東西都會變慢。

惡性腦瘤非常難治，通常存活率僅半年至一年，要治癒是極大的挑戰，因為惡性腦瘤周圍仍有殘留的「根」，就像榕樹的樹根那般依附在腦組織中，所以復發率相當高。不過，別擔心，我們開發的腦瘤新藥Cerebraca® wafer已取得臺灣、中國大陸、美國、日本及歐盟等多國專利，二〇一六年八月起更陸續通過美國藥物食品管理局（FDA）及臺灣衛福部（TFDA）的新藥臨床試驗許可，已經進行第一期臨床試驗；置入直徑僅約一公分大小的新藥貼片，可以消滅惡性腦瘤，卻不會影響正常細胞，達到清除腫瘤「根」的功效。

聽完這場演講，莊先生彷彿吃下一顆定心丸，原本的擔心和焦慮全都一掃而空。

莊先生的手術進行了五個小時，莊太太在外面等候；雖然時間很長，但有林院長主刀，她感到很安心。手術果然很順利；隔天，莊先生就感覺整個人輕鬆許多，甚至思緒似乎比以前更靈光。

莊先生在術後開始進行化療、放射線治療，以及標靶藥物和新藥的治療，同時也接受何宗融醫師的中醫診治。「西醫救命，中醫接棒。」他以針灸和中藥增強他的免疫力，並緩解化療的不適，讓他得以順利度過後續的治療期；現在定期追蹤中，狀況一切都很穩定。

莊先生放慢生活步調，不再像以往只把注意力放在工作，他開始注重飲食健康，也練習氣功；後來，一家人如願去國外旅遊。

能夠重拾健康的生活，他格外珍惜，對中西醫合療也更有信心。現在，夫妻倆只要有空就去當志工，並現身說法鼓勵病友，惡性腦瘤不是絕症，千萬不要放棄希望！

【中醫師筆記】

惡性腦瘤──「髓海」病變

腦瘤就是在顱內長出腫瘤的疾病。由於腦部的每一個區位主控著不同的功能，當腦部發生腫瘤時，可依症狀的不同來研判腦瘤可能發生的位置，通常會陸續出現頭重、噁心、頭痛、頭脹、嘔吐、身痛肢麻、視力受損等情況，其中以頭痛較為常見。

從中醫的角度來看，腦瘤是「髓海」發生病變——髓海指的是腦、腦汁。腦部位置高，屬陽；腦部長出腫瘤，則是因人體陰陽、氣血、臟腑功能失去平衡。腦部的運作能夠影響全身，所以當腦部出現病變時，問題會特別複雜。

初期的腦瘤患者症狀並不明顯，除非長在神經中樞，才有可能導致肢體出現障礙，走路不穩、四肢無力的情形。因為很難被察覺，到就診發現時，腦瘤直徑通常大都已經大於五公分，治療上較為困難。

由於惡性腦瘤擴散快速，且手術後容易復發，很難根除；以外科手術切除後，再輔以放射線治療及化療，仍有患者可能在一、二年內再復發，是腫瘤內最「惡」的腫瘤。據統計，美國一年約兩萬名病患，臺灣約兩千例。像是美國甘迺迪家族的愛德華．甘迺迪，及二〇一八年往生的越戰英雄約翰．馬肯(John Sidney McCain III)，臺灣則有前教育部長林清江及陽明大學首任校長韓偉，都深受惡性腦瘤所苦，診斷後沒多久就往生了。

雖然腦瘤不容易治癒，但術後經過中醫介入，可以達到中西醫合療的效果。最重要的是生活作息要正常，可多練習氣功、太極拳，保持情緒平穩，對患者有所助益。

一針退燒、一灸止瀉——水土不服腸胃炎

——何宗融

二〇一八年八月中旬，來自各國的參賽選手齊聚在印尼首都雅加達，準備參加第十八屆亞洲運動會。

這次中華隊來了兩百多位選手。棒球選手阿祐一下飛機，就感受到印尼溼熱氣候的威力，一顆顆斗大的汗水從額頭往臉頰滴落，上衣也溼了一大半。「好熱啊！」不只他有這種感覺，所有選手都拿出紙巾或手帕擦汗，但不一會就全溼了。

果不其然，阿祐從下飛機後，沒多久就開始發燒，還伴隨著嚴重的腹瀉；

他吃了退燒藥和止瀉藥，但藥效一過馬上又發作，就這樣反反覆覆持續兩天。眼見上場的日子就要到來，「怎麼辦？我只能一直躺在床上和跑廁所。」身為棒球隊隊長的他感到很焦慮。

就在他正準備吞下一顆止瀉藥的時候，一位醫師走過來靠近他的床邊；「啊！是何醫師！」他彷彿看到了救星。眼前的這位醫師就是何宗融，他在賽前及時趕到選手村，為大家的健康把關。

針灸效果立見

「因為飛機上的空調比較冷，一下飛機氣溫又太高，劇烈的溫差導致身體不適應，再加上這裡的水質不佳。你的情況不是單純的感冒，而是水土不服感染了腸胃炎。」何醫師了解他的情況之後說道。

「那我之前吃了西藥……」阿祐不免擔心自己是否吃了不對的藥。

「不用擔心，西藥暫時壓制住發燒的症狀，我再幫你針灸就沒事了。」

聽到何醫師的話，阿祐就像是吃下了一顆定心丸，感覺身體已經好了大半；「都說心理會影響生理，應該就是這個原因吧！」他心裡想。

何醫師醫術高明，為阿祐針灸之後，反覆發燒的症狀就停止了。第二天，中華隊和韓國隊競賽。這是中華隊的第一場比賽，在二十四位隊員中，只有七位是職棒球員；反觀韓國隊，大都是職棒球員，而且還有一位明星級的投手梁玹種。

「他的年薪是六千二百六十二萬臺幣，比中華隊全部選手加起來可以領到的兩千六百三十萬，足足高出一倍不止。」中華隊裡流傳著這些耳語，大家不禁覺得勝算不大，獲勝希望渺茫。

然而，這些都影響不了阿祐。站上打者區的他，因為治療及時，顯得精神奕奕，充滿信心。

「真的沒問題嗎？」其他選手知道他之前又燒又瀉的情況，仍然替他擔心。

何醫師在一旁聽見選手們的對話，笑而不答，只是一直專注著賽場上的阿祐。這時的阿祐氣定神閒，穩穩地將梁玹種投出的直球揮棒擊出；這時，空氣就像凝結一般，所有的人都噤聲不語，眼光緊盯著他揮出的球。果然，阿祐的表現沒有讓人失望，一支完美的兩分全壘打，全場歡聲雷動！

「太棒了！」何醫師忍不住舉起了大拇指，大家也都欣喜不已；因為這支全壘打，中華隊這場球賽的勝利已經在望。不過，中華隊仍然不能掉以輕心，因為賽場上隨時都有突發的狀況。

果然，大家才高興沒多久，就有一位中繼投手小邱閃到腰了。

他緊皺著眉頭、強忍著痛，雙手扶著腰來找何醫師，「請醫師幫我看看，我閃到腰了。」

大家都很緊張，因為投手人力緊繃，少了任何選手都不行。

「別急，你先坐下來我看一下。」何醫師溫和安定的眼神，讓小邱覺得安心不少。接下來，何醫師為他進行針灸治療；然後，他稍微轉動了一下腰部，真的立刻就不痛了。前後只花了大約三十秒的時間，小邱便可繼續站上球場！

中華隊有了何醫師這位守護神，最後以二比一贏了這場比賽，讓各國刮目相看！

隨機應變解除危機

在這一年的亞運賽事中，許多選手都因為水土不服，感染了急性腸胃炎，還好有何醫師在場。他在女子壘球的比賽時，也讓大家見識到了中醫的神奇。

當女壘賽進行到一半時，壘球選手美珍的腹瀉症狀突然發作，她強忍著不適撐到該局結束。她走到休息區，看了一下時間，下一場就快要開始，她很擔心這個時候跑廁所會來不及趕上比賽；她立刻去找何醫師，告訴他自己的情況。

其實不只有美珍，有好幾位選手也都有腹瀉的問題，她們昨天晚上吃了相同的晚餐，很可能是食物中毒。

「我明明吃了止瀉藥還是沒有用。」美珍很懊惱。

「別擔心！」何醫師將手伸進口袋想拿艾條，但摸了半天，發現除了揉成一球的衛生紙以外，其他什麼也沒有。他稍微遲疑了一下，還剩五分鐘就要開場，要請人回去拿艾條已經來不及了。他當機立斷，走到觀眾席問大家：

「請問誰有抽菸？我需要一支菸。」

觀眾群一陣靜默，他們不知道眼前這位醫生到底要做什麼；過了大約三秒，一位觀眾舉手，並拿了一支菸跑出來遞給何醫師。他道謝之後，立刻轉身回到休息區。

他站定在美珍身邊，請她把上衣稍微往上拉一點，然後點燃這支菸，在她的肚臍上方朝「五柱穴」燻了大約一分鐘，直到皮膚稍微變紅才停下動作。「這是艾灸的替代方法，應該也會有效。」何醫師說完，立刻又去幫其他也有同樣症狀的選手利用香菸代替艾灸。

「我覺得好很多了，我可以上場！」就在等待的短暫時間裡，美珍感覺不再腹痛，也沒有想跑廁所，其他接受緊急治療的選手也都一樣。何醫師手上的一支菸，解除了大家的危機。

在旁邊觀看的人全都驚歎不已。當然，接下來的比賽也是重頭戲，選手們恢復了平日的戰鬥力，在賽場上如魚得水。女壘賽最後得到了銀牌，全場

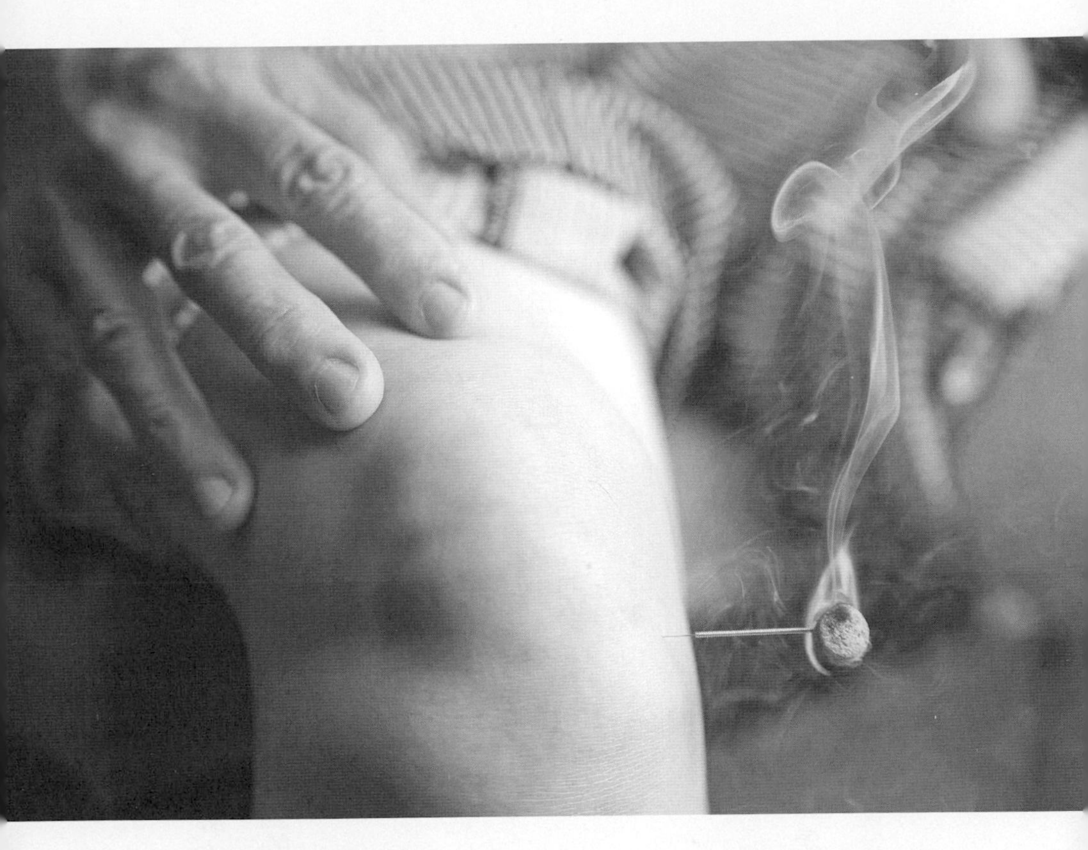

對穴道施以艾灸，可以有效緩解病症；何宗融醫師於緊急情況下用香菸替代，一樣有效。

歡聲雷動，大家實在太高興了！

在這一年的亞運裡，中華隊一共得到十七面金牌。優異的成績，除了中華隊本身的努力，何醫師更是功不可沒，讓來自各國的隊員們，都親眼見識到了中醫的神奇。

【中醫行醫筆記】

中醫治療感冒

中醫稱感冒為「風邪」，會將不同的臨床表現歸納為不同的證型，若為風寒，則予以辛溫，風熱則用辛涼的治療方式。

一般來說，如果畏寒、無汗、頭痛、筋骨酸痛、鼻流清涕、咳嗽痰白稀、口不渴等屬風寒；若是汗泄不暢、頭脹痛、咽痛、鼻流黃黏涕、咳嗽痰黃黏、口變乾等屬風熱。在各種症狀中，通常以是否感冒後變得更加口乾來區分，若更口乾有可能是風熱。此外，中醫師除了依照證型，也會考慮病人本身的體質來治療。

歷代中醫古籍對感冒都有非常完整的闡述，也都明確指出平時的體質調理，有助於在感冒流行期間較不易受感染。

五柱穴

五柱穴位在人體的胸骨下方到肚臍之間，包括巨闕穴、中脘穴、下脘穴、左梁門、右梁門共五個穴道。穴位的找法，是從胸骨下方到肚臍之間畫一條直線，中心點就是中脘穴；再從這個中心點往上及向下各找中間距離的點，分別是巨闕穴及下脘穴；然後從中脘穴往左右，找跟剛才差不多的距離，就是左梁門、右梁門。

當因為吃壞肚子或感冒，導致腸胃不舒服、腹部脹氣、嘔吐、肛門溼熱無法控制地連續腹瀉時，都可以按壓或使用艾條燻五柱穴來緩解症狀；有的人症狀很快就會好轉，有的人可能還會有一、兩次腹瀉即停止。也可以用暖暖包或熱毛巾熱敷，皮膚略紅即可，注意不要燙傷。

必須注意，若有腸胃穿孔或由穿孔造成的腹膜炎，以及在饑餓或飽餐的情況下，都不宜按壓及艾灸五柱穴。

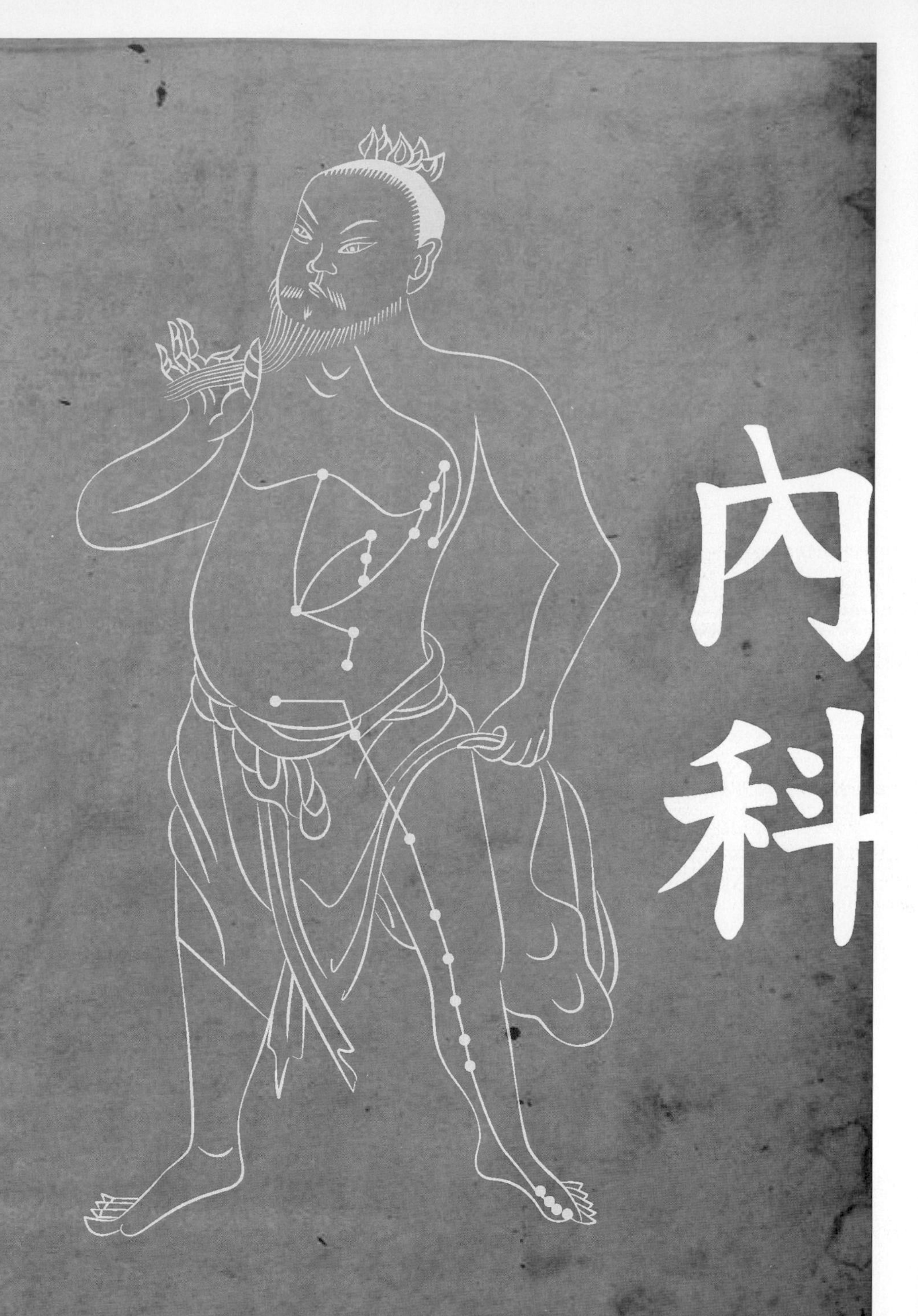
内科

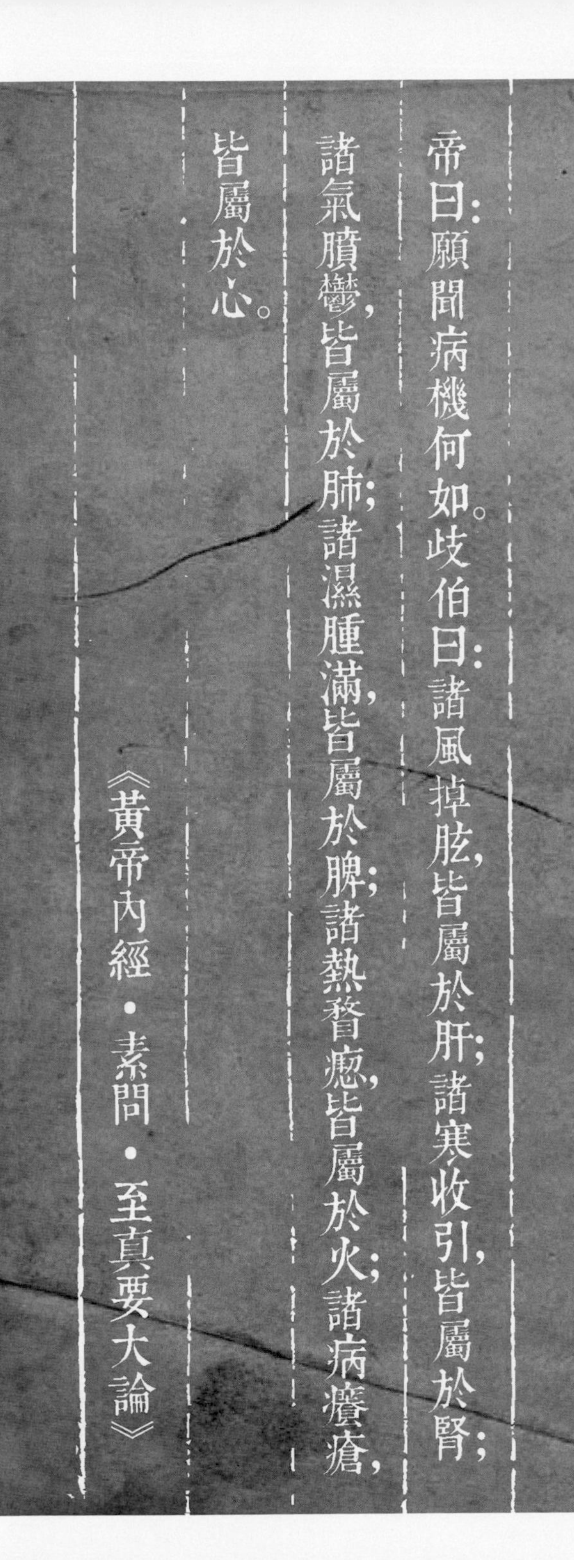

帝曰：願聞病機何如。岐伯曰：諸風掉眩，皆屬於肝；諸寒收引，皆屬於腎；諸氣膹鬱，皆屬於肺；諸濕腫滿，皆屬於脾；諸熱瞀瘛，皆屬於火；諸病癢瘡，皆屬於心。

《黃帝內經・素問・至真要大論》

中藥治療失眠、心悸、煩躁、便祕
——自律神經失調

——盧昱竹（中醫部醫師）

一場莊嚴的法會正在進行中，林太太突然一陣暈眩，之後的事情她完全都不記得。然後不知道過了多久，她睜開眼睛，才發現自己躺在醫護室裡。

「菩薩保佑，沒事了、沒事了。」一起參加法會的好友小紅在旁邊陪著她。

「剛才發生什麼事情？」

「妳暈倒了，我們先把妳送到醫護室，這裡有醫護人員協助，我們已經叫了救護車。」

「我不用去醫院，大概是這幾天沒睡好的關係。」林太太無奈地嘆口氣。

「還是去醫院看一下比較好，大家都很關心妳。」

林太太接受了建議，但她堅持不坐救護車。小紅陪她搭計程車到醫院掛急診，做了一些檢查，醫生觀察後沒有立即的危險，就讓她在急診病床上躺著休息。

吃了安眠藥也睡不好

「現在還好嗎？」法師很擔心，在法會結束後，就到醫院來看望她。

「麻煩法師跑這一趟，實在不好意思。」她馬上從床上坐起來，想下床向法師行禮問訊。

「不用起來，妳好好休息。」

「我這是自律神經失調，已經三、四年了，每天晚上都要吃一顆安眠藥才能入睡。可能是最近在煩心孩子工作的事，所以即使吃了安眠藥也睡不好。」林太太說道。

「這麼長期吃安眠藥不好吧！」

「沒有辦法啊！」她向法師娓娓道出，大約三、四年前，她開始經常感到渾身痠痛、便祕、睡不好，常常會在半夜中驚醒，醒來之後一陣心悸，早上起床嘴巴都是乾乾苦苦的，非常不舒服。原本她還沒有打算看醫生，直到一次發病的經歷，真的把她嚇到了，才去醫院就診。

「那一天，只有我一個人在家。晚上睡到一半，夢到自己躺在一個冰冷的床上，我心裡想：我在哪裡？我死了嗎？我很害怕，口中不斷念著觀世音菩薩聖號。不知道過了多久，我終於醒來，是嚇醒的，心跳得好快，渾身都不舒服。我換了衣服，準備去醫院；不巧電梯壞了，樓下警衛透過監視器看到我的情況，發現不對勁，馬上爬樓梯上來問我需不需要叫救護車。」

說到這裡，她停頓下來，思緒一下子被帶到過去，想了一會兒才繼續說：

「我不想搭救護車，因為會讓我想起當年父母親搭救護車急診的回憶。」

後來，在警衛的協助下，林太太順利到了醫院。經過檢查，確診是自律神經失調引發的心悸，包括睡眠品質不佳、渾身痠痛等，都是這個原因引起。

「看了醫生之後，有比較好嗎？」法師關心問道。

林太太嘆了一口氣，「有吃藥就比較好，但是有時也沒效；如果不吃藥，症狀又會出現，已經困擾了好多年。」

「我建議妳去看中醫。」

「中醫？為什麼是看中醫？」

「我們幾位法師，身體不舒服都會去找花蓮慈院中醫部的盧昱竹醫師，妳去請他看看吧！」

林太太非常猶豫，因為她住在新北市，到花蓮看病路途遙遠；但還是抱持著試試看的心情，請兒子開車載她去花蓮慈院。

肝氣不順造成身體乾燥

她把身體的情況向盧醫師說明，經過診斷之後，盧醫師說道：「自律神經失調，在中醫來講，一般是肝氣不順暢所造成的身體乾燥。就像是室內空氣不流通，會感覺到悶熱；悶熱久了，體內感覺有火在燒，接下來水分會開始蒸發減少，乾的症狀出現，火氣就會起來，包括口乾舌燥、便祕、乾眼症、皮膚起紅疹及乾癢、心悸、睡不好、焦慮、煩躁等，都是因為這樣造成的。」

「原來是這樣！您是第一位跟我解釋得這麼清楚的醫師，您說的這些症狀我通通都有！我最近感覺很焦慮、心神不寧，沒想到都是相同的原因引

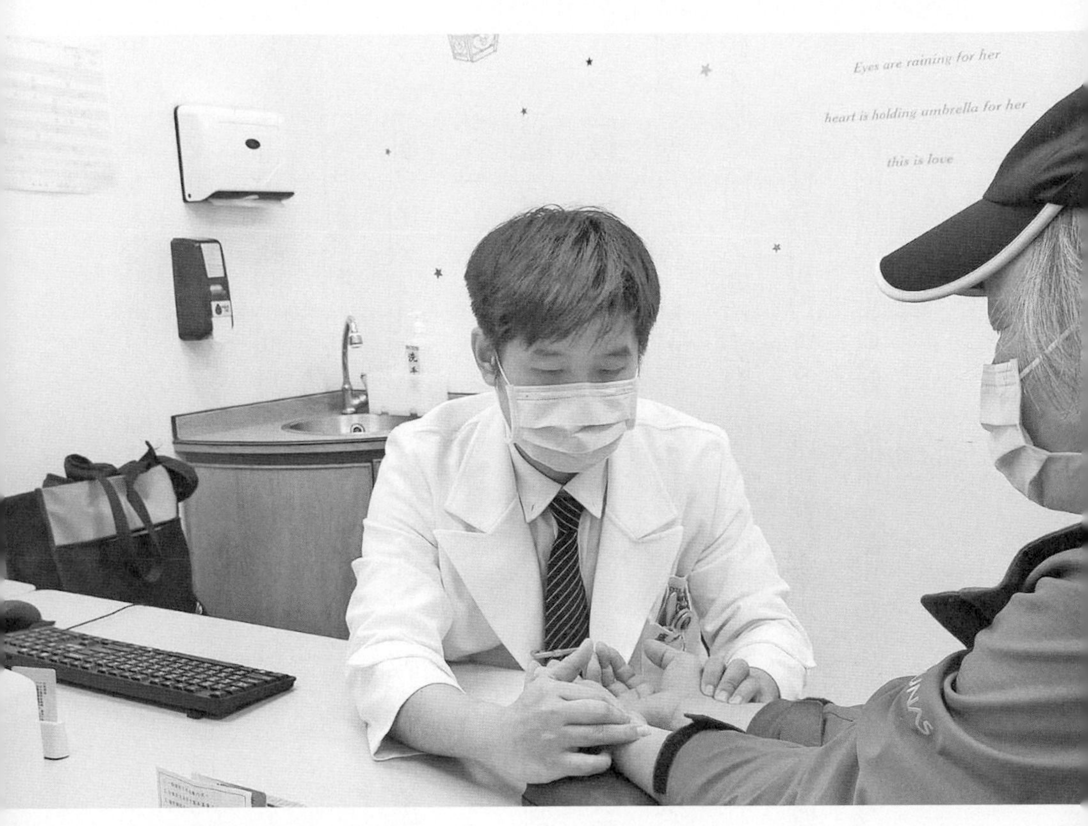

盧昱竹醫師把脈後，根據脈像了解患者身體狀況，再對症下藥。

起。」林太太覺得真是不虛此行。

「我通常會開一到兩個禮拜的藥，觀察服藥後的狀況再適當調整；但因為妳住得遠，我開一個月的藥給妳，回去每天吃三次，可以不用常常來。」

「不用針灸嗎？我原本以為要針灸。」

「針灸的效果比較立即，但要配合比較密集的療程，通常一個禮拜要來針三次。」

「喔，那我真的不行，謝謝醫生幫我設想這麼周到。」

之後，林太太每隔一個月回來門診，盧醫師每次都開一個月的藥給她。到第三個月之後，她自行減少藥量，不再每天吃三次，而是感到有症狀的時候才吃；所以，她再去醫院回診的時間超過一個月。

「這樣真的可以嗎？」她跟醫師解釋原因，想再確定一下。

「妳的情況愈來愈好，能不吃藥是最好的，當然沒問題。」

「真的太好了！我現在睡得好，也比較不會半夜驚醒，而且便祕和皮膚乾癢的問題也改善了。」林太太感到很開心，因為這也代表著她之後可以拉長回診的時間。

她持續在盧醫師的門診看病，至今已經第四年了；從原本每天睡前要吃一顆安眠藥，到後來一個月大概只需要吃兩、三顆。

「盧醫師我跟您說，我還是有在原來就診的北部醫院看病，時間也是拉很長，那邊的西醫都很驚訝，我的情況怎麼這麼好。對了，我之前一直感覺心裡煩燥，現在也都不會了。」她神清氣爽地說道。

盧醫師點頭微笑，看到病人日漸好轉，心裡當然也很高興。

如今，距離第一次去花蓮慈院看病已經第四年了，自律神經失調引發的症狀幾乎不常出現；她把看中醫當成日常的保養，都是等到藥快吃完才回診。

最近，她的先生有攝護腺腫大和便祕的問題，在北部就醫治療中，她也想請盧醫師幫先生看一下，因為中醫給了她很大的信心，相信中醫一定可以幫助先生，讓身體逐漸恢復健康。

【中醫行醫筆記】

自律神經失調——肝鬱氣滯

人體的自律神經系統，由交感神經和副交感神經組成。交感神經主亢奮，讓身體處於備戰狀態、提高專注力；副交感神經則是相反，可以產生抑制作用，讓身體放鬆休息。當兩者不協調時，就會出現各種不適的症狀；所以，自律神經失調屬於症候群，而不是一種疾病的名稱。

中醫看自律神經失調多數為「虛症」，往往是肝鬱氣滯導致的氣不通暢，而產生火氣；因此會用清熱、苦寒的藥先將火氣降下來，但不能長期使用。當火氣消退後，再用滋陰、疏肝理氣的藥，補身體的陽氣。治療順序會依病人的狀況而定；例如，病人可能最近壓力大，導致火氣大，治療的步驟就要回到從清熱開始，然後再疏肝理氣。

治療「男人的痛」——精索靜脈曲張

——龔彥綸（中醫部醫師）

「嗯……是這樣的……」二十七歲的阿正，和同學小徐聊起最近的困擾，「我這一個月以來，睪丸經常感覺會痛。」

「一個月了！怎麼之前都沒聽你說？」小徐驚訝地問道。

「我以為過一段時間就會好，沒想到……」

他原本沒有打算要說，因為小徐幾次約他下課後去打球，他都找理由拒絕，小徐覺得他是故意推脫，有點不高興，阿正只好跟他說明真正的原因。

「怎麼會這樣？」小徐錯怪他了，感到很不好意思。

「我也不知道。」阿正最近不知怎麼了，到了下午或傍晚，左側睪丸便經常隱隱作痛，有時疼痛還會蔓延到整個腹股溝，令他坐立難安。可是，疼痛的地方從外表看起來一點問題都沒有。

「都這麼久了還不去醫院檢查一下？」小徐不解，阿正為什麼要忍痛不看醫生。

阿正沒有回答；他沒有說出口的是，他其實擔心得動手術；他的舅公曾經因為睪丸疼痛開刀治療，不知道他的問題是不是和舅公一樣，光用想的就覺得害怕，所以遲遲不肯去醫院。

但是，這樣下去不是辦法；後來，在小徐的催促之下，便把他帶到花蓮慈院。

他在門診掛號櫃臺前躊躇了許久，最後決定先看中醫再說。

人類抵抗地心引力的代價

龔彥綸醫師聽他描述症狀之後問道：「有沒有突然體重減輕，或其他不舒服的地方？」

「偶爾感覺胸口悶悶的，睡不好覺，還有臉上冒出很多痘痘。」

龔醫師進一步檢查，他的兩側睪丸大小硬度都在正常範圍內，陰囊表面沒有蚯蚓狀的突起，但是觸診左側睪丸上方的精索靜脈有些微腫脹。

「你現在憋氣，肚子用力，好像要上大號的感覺。」

阿正照醫師的話，憋氣、肚子一用力，他的精索靜脈部位腫脹更明顯了。

「最近生活上有沒有什麼壓力？」龔醫師問。

「這一、兩個月在準備學校的期末考試，社團也有重要的活動，覺得壓力很大。」

「你的狀況是精索靜脈曲張惹的禍！」

「這是什麼？我從來沒聽過。」阿正一臉疑惑。

「一般人比較熟悉的是腿部的靜脈曲張；精索靜脈曲張，則是指男性陰囊內的精索靜脈不正常地彎曲與擴大，出現腫脹的情況。身體其他各處都有可能出現靜脈曲張，還有包括痔瘡，都是人類站立起來抵抗地心引力的代價；因為靜脈回流功能變差，造成局部血液循環不好，嚴重一點就會腫脹疼痛。」龔醫師解釋得非常仔細。

「那怎麼辦？會好嗎？」阿正容易緊張的個性，此時顯露了出來。

「你的狀況不算嚴重，利用針灸和藥物就可以緩解。」龔醫師的回答讓阿正大大鬆了一口氣。

「是可以把我的靜脈恢復到原來正常的樣子嗎？」

龔醫師搖搖頭，繼續不厭其煩地解釋：「中醫治療精索靜脈曲張，絕對不是把已經變形、曲張的靜脈變回原來的樣子。造成精索靜脈曲張的原因，是因為下腹骨盆腔的氣血阻滯壅塞；只要讓身體的氣機順暢，骨盆腔的血液循環變好，自然可以增加精索靜脈的血液回流，改善睪丸疼痛的問題。」

後來，阿正持續在中醫門診進行一週一次的針灸治療，配合服用中藥，不到一個月，疼痛的狀況就改善了。

阿正覺得好很多了，想到已經很久沒和小徐一起打球，所以主動約他去學校的籃球場練習。當他們打得正起勁時，阿正發現他的腹股溝非常緊繃，令他難以跨步伸展及跳躍；他又感到緊張，難道毛病又要發作了嗎？

再回診時，龔醫師聽了他的描述，用觸診方式，從他的腹股溝按壓聯繫到男性生殖器的幾條經絡；壓到的地方，他都特別有痛感。

「不用擔心，我教你幾組簡單的穴道按摩與復健動作，記得每天都要做，下個禮拜回診時再看看情況。」龔醫師細心地手把手教學，當下阿正就覺得

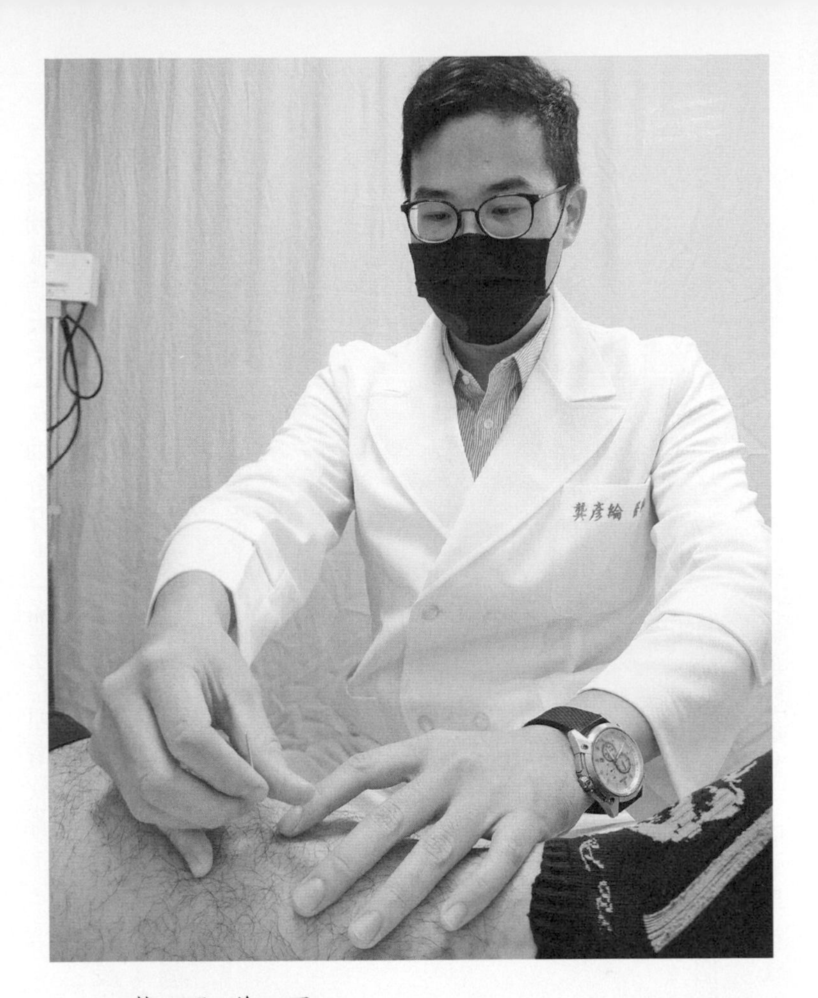

不通則痛，龔彥綸醫師為病患進行針灸治療，可讓患者氣機順暢，症狀自能緩解。

緊繃感消失；「好神奇呀！」他在心裡讚歎著。

阿正回去後，每天都有乖乖做按摩與復健；一週後回診，症狀有大幅度改善，一個禮拜內只有一次有微微的悶感。再經過三週的持續治療，他已經不再為此感到困擾或抱怨了。

【中醫行醫筆記】

精索靜脈曲張——氣機壅塞、血行瘀滯

現代醫學的觀點，將精索靜脈曲張分成三個等級，嚴重的精索靜脈曲張伴隨反覆的下墜疼痛、陰囊異物感，或睪丸開始

有萎縮現象，從外觀來看，就像「包著一袋蟲」的樣子。理學檢查是診斷精索靜脈曲張的最重要的部分，以手觸摸或目視可發現曲張的靜脈，或利用超音波輔助診斷。

手術治療是目前的首選。但對於初起、中度的精索靜脈曲張，從外表看沒有任何異狀，或對開刀有諸多顧忌的患者，可以尋求中醫的協助。

精索靜脈曲張是所有男性隨著年紀增長必經的生理變化，就像腿上會出現一條一條曲張的血管一樣，其實無須惶恐；其盛行率大約在百分之十五至二十左右，隨著年齡增加而逐漸上升。一般來說，不會有明顯的症狀，只有百分之二十至三十的患者會因為陰囊墜脹感或悶痛而求診。對於適逢生育年齡的男性朋友來說，精索靜脈曲張雖然可能影響精子品質，但大多數研究顯示，無臨床症狀的精索靜脈曲張不一定會影響患者的受孕能力。

中醫認為「不通則痛」，精索靜脈曲張很重要的一個病機，就是氣機的阻滯壅塞；塞在哪裡？就是下腹骨盆腔！利用中醫的辨證論治，診斷出病人的寒熱虛實，利用針灸、藥物、推拿、復健動作、生活衛教，讓一身氣機順暢，骨盆腔的血液循環變好，自然可以增加精索靜脈的血液回流，改善睪丸內的微環境，減少局部自由基的累積，進而改善精子品質。

以中藥緩解「藥毒」——緩解肺癌治療副作用

——林經偉（中醫內科主任）

「唉……」一整個晚上，阿川躺在床上不停地輾轉反側；他全身發癢難忍，抓也不是、不抓也不是，忍不住嘆氣連連。

「這次怎麼這麼嚴重？」太太麗華打開床頭燈，發現阿川的手上和腳上，呈現局部的乾燥脫屑狀態。

「全身都在癢，很難受。」他緊抓著自己的上衣，極力地忍住不要用手直接搔抓皮膚；麗華輕輕掀起他的上衣，這一看可不得了，身上也都是大片大片的乾燥脫屑情況。這是肺癌標靶藥物的副作用之一，醫師有提醒他們要注意，但沒有預料到會這麼嚴重，麗華看了眼淚都快要掉下來。

標靶藥物副作用

五十八歲的阿川，在市場做生意，兩年前診斷出肺腺癌第四期。積極接受花蓮慈院的化療藥物治療，幸好穩定住病情，當時就引發皮膚炎副作用，但沒有這次嚴重。

持續追蹤治療了兩年，阿川像換了一個人；他徹底改變生活作息，不再早出晚歸，將長達三十年的喝酒、嚼檳榔習慣也戒了。麗華感到很欣慰；雖然先生不幸罹癌，但也因此重新調整生活，算是不幸中的大幸。

沒想到，在三個月前，他因為感到異常疲倦，在例行的回診X光檢查時，發現腫瘤有持續變大的現象。阿川聽到醫生的說明，心情沉到谷底，臉上一點表情也沒有。麗華非常擔憂，但她不能在阿川面前表現出來；因為，她現在是阿川最重要的心靈支柱，她必須打起精神陪伴阿川。

在醫師的建議下，阿川接受第三線標靶藥物治療；沒想到，半夜出現全身發癢的狀況。

「好冷！」阿川抓著被子，將身體緊緊裹住，且不斷地咳嗽。

麗華心裡納悶；這個時候是八月，晚上沒有白天這麼熱，他們沒開冷氣，自然的氣溫不至於會讓人感覺寒冷，難道這也是標靶藥物的副作用嗎？

麗華從櫃子裡拿出一條較厚的棉被蓋在阿川身上，她感到很憂慮，便對阿川說：「我們明天去醫院吧！」

阿川搖搖頭，把棉被抓得更緊，依舊咳個不停。

自從生病以來，雖然該到醫院做的檢查和治療阿川都有去，但他仍然對醫院感到畏懼，每一次要進醫院內心都很煎熬；因此，身體的不適他能忍則忍，如果可以不要去醫院最好。然而，這樣的情況過了三天，都沒有緩解的跡象，反而愈來愈嚴重。

後來，麗華帶他去醫院掛急診；經過檢查發現，他不但有肺氣腫，右上肺葉也有肺炎現象，立即住院接受抗生素治療。

中西醫療雙管齊下

「對不起！我生病的這段日子以來，辛苦妳了。」阿川看著麗華，她正在為阿川塗抹皮膚科開的藥膏。

「你在說什麼啦！」麗華紅了眼眶，她輕柔的塗抹動作，當下舒緩了阿川的搔癢不適；可是，一旦停止塗抹，他馬上又癢到難以忍受。

「好像有幾千隻螞蟻在咬。」阿川皺緊了眉頭，他身上的發癢處已經嚴重到乾裂，甚至發展到頭面部；他很想抓又盡量忍住不抓，只能不斷地扭動身體，非常難受。

他已經住院十天了，其他各種症狀都有緩解，唯獨皮膚的狀況不見好轉；雖然他也有服用醫師開的類固醇及抗組織胺等西藥，但效果不是很明顯。

「我不要再化療了！」阿川對目前的治療方式感到畏懼、退縮，幾度表示想放棄。

「之前醫生有問我們需不需要請中醫會診，我們試試看；如果中醫可以有好的治療效果，可以問問是不是就不要化療了？」麗華輕輕抹去臉上的淚水，不敢讓阿川看見。

阿川點點頭。於是，他們向醫師提出，同意請中醫會診，並且在會診時，向中醫說出了他們的想法。

「在中西醫合療方式中，西醫的處置一定要照著做。」中醫內科林經緯主任為阿川看診後，再進一步說明：中西醫合療並不是要患者放棄西醫的治療。以癌症來說，醫師評估要做的化療、放射線治療，都不要排斥；同時間，中醫的會診主要則在於輔助。因為，不論化療或放療，不僅殺死身體的癌細胞，也會殺死正常的細胞，對身體造成極大的損傷；這個時候，中醫就可以發揮很好的輔助作用，不但可以避免正常細胞被大量殺死，或者促進快速再增生，也能幫助病患快速恢復體力，讓身體免疫系統盡快回歸運作。

經過林醫師的說明，阿川和麗華暫時放下內心沉重的大石。「那麼，我先生全身癢到難受，也有辦法好嗎？」麗華問道。

「這是肺癌標靶藥物所引起的副作用，在中醫學稱為『藥毒』；不用擔心，服用中藥可以緩解。」林醫師為阿川看診之後，開了中藥方，交代他要按照醫囑服用，阿川吃了幾天，症狀果然就好轉了。

雖然他接下來還是要繼續接受標靶藥物的治療，但因為中醫的介入，不

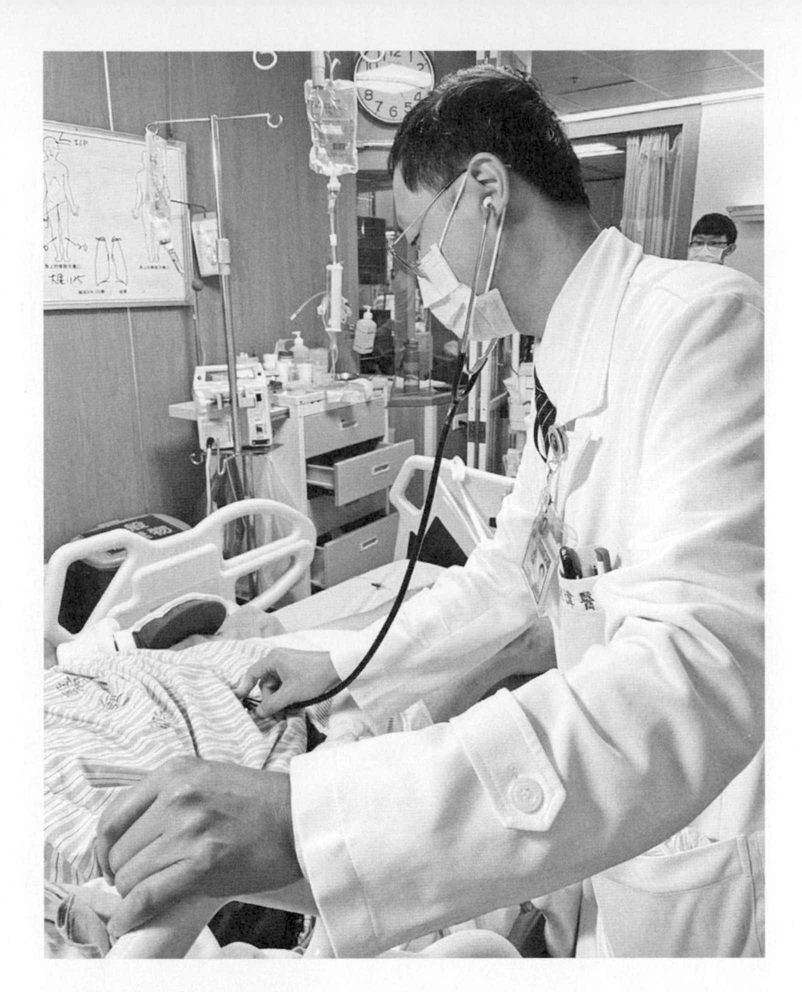

中醫可輔助西醫治療重症。林經偉主任對腦中風病患的腹部進行聽診檢查，以探知患者狀況。

再受副作用所苦，讓他有體力也有信心再面對治療。

「我們一起加油，一定可以度過難關。」麗華握著阿川的手，從手心傳遞的溫度，滋潤了彼此的心。

【中醫行醫筆記】

什麼是藥毒？

近年來，因為空氣品質惡化，肺癌發生率有逐漸增加趨勢，臺灣的肺癌發生率與死亡率在所有惡性腫瘤當中更是名列前茅。肺癌的治療方式，依癌細胞種類與癌症分期之不同，除了外科手術切除外，尚有放射線治療、化學治療以及標靶治療。

肺癌標靶藥物在癌症治療的使用上也愈來愈頻繁。從中醫的角度來看，標靶藥物的藥毒進入人體後引發熱毒，造成皮膚產生皮疹、發熱、倦怠等全身症狀，中醫稱為「藥毒」。古代中醫典籍《諸病原候論》指出：「凡藥物皆有毒，當有大毒者，皆能變亂，與人為害，也能殺人。」

此外，也常見毒熱發作在頭面部形成紅腫搔癢等症狀，稱為「面遊毒風」。《瘍醫證治準繩》提到：「面遊毒風，此積熱在裡，或多食辛辣厚味，或服金石剛劑太過，以致熱壅上焦，氣血沸騰而作，屬足陽明胃經。初覺微癢如蟲蟻行，搔損則成瘡，痛楚難經。」

有文獻將肺癌標靶藥物依據皮疹的部位，色澤、伴隨的主要症狀以及舌脈等加以辨證分型歸納，總結為風熱、溼熱、血熱、血虛等證型，可以朝清熱、解毒、涼血、化溼等方式來改善藥物性皮疹。除了內服藥物之外，也有使用金銀花、黃芩、百部、苦參、黃精等中藥煎煮外洗，以緩解肺癌標靶藥物導致的皮膚癢疹等不適，讓病患得以持續接受標靶藥物治療。

中藥緩解腹部手術疼痛——肝內膽管癌

——王健豪（中醫病房主任）

「真是不好意思，我現在身體不太舒服，需要休息一下，可以請您在這裡下車嗎？」正開著計程車得秀春，她的右上腹部突然疼痛，不得已只好向後座的乘客說明，請他下車。

「啊！沒問題，我另外叫車就好。妳還好嗎？需要協助嗎？」乘客解開身上的安全帶，準備付車資時一面說道。

「不用、不用，我只要休息一下。真是不好意思，車資收一半就好。」

「真的沒問題嗎？好，那我下車了。」

乘客下車後，秀春把車停在原地，右上腹仍然一陣一陣地悶痛；她用手按壓著，希望可以稍微緩解疼痛。

「真是的，早知道自己身體這麼糟，就不要去參加健走。」她在前一個禮拜和鄰居一起參加社區舉辦的健走運動，沒想到引起肌肉痠痛。她休息了大約二十分鐘，感覺疼痛稍微緩解之後，才慢慢開車回家。

秀春今年六十二歲，是一名計程車司機，家住臺東市，自從先生過世後就一個人住，孩子們都成家立業不在身邊。她除了搭載臨時的乘客，也兼職導遊；臺東多得是美麗的山水風景，每一個景點她都如數家珍。許多時候她都載著來自各地的朋友到臺東各處旅遊，平常也有在慢跑、爬山，運動力算是很足夠；這次怎麼會因為健走導致肌肉痠痛，她也想不透。

她休息了三天，抹了各種精油和痠痛藥膏都不見好轉；「奇怪？以前運動造成的肌肉痠痛都沒痛這麼久，到底怎麼回事？」她到住家附近的診所檢查，但沒有發現異常，又陸續換了幾家診所，結果也都一樣找不出原因。

也許是精油和痠痛藥膏終於抹出了效果，每一次悶痛的間隔時間拉長，她也就暫時不太理會這個疼痛。

是身體的警訊嗎？

這一天，她上完廁所後回頭要沖水，發現馬桶裡的尿液竟然是很深的茶色，她馬上回想剛才自己吃了或喝了什麼，「沒有什麼特別的東西啊！」她感到詫異，刻意多喝了一杯水，過了半個小時再去上廁所，結果還是一樣，尿液的顏色比平常還要深。她繼續觀察，兩個小時後再去上廁所，情況依然沒有改變，這是身體的警訊嗎？

她的思緒回到過去，二十年前膽結石開刀割除膽囊，胃潰瘍的毛病一直伴隨多年；大約九年前，又因為一場車禍導致脾臟破裂，緊急切除了脾臟。難道這次又是老天爺要給她考驗嗎？

大兒子明峰特地從高雄開車回來，秀春煮了幾道拿手好菜，全部都是香辣好吃的川菜料理。

「太好吃了，好喜歡媽媽的味道。」明峰扒了三碗飯仍意猶未盡。媽媽的祖籍是四川，從小看外公料理川菜，也學會燒得一手好菜。結婚後她打理一家人的三餐，受她的影響，全家人都嗜吃辣。

秀春也曾經開過川菜小吃店；九年前因車禍動了切除脾臟手術，為了不要讓自己太勞累，決定將小吃店頂讓出去，轉行開計程車兼導遊。不過，喜歡吃辣的口味一直都沒有改變，她平常在家自己下廚，辣椒及花椒是一定少不了的調味佐料，就算外食也一定指定大辣，或自己加很多辣油及辣椒醬。

明峰每次回家最開心的就是吃媽媽燒的菜；不過，這次回來心情有點複雜，因為要陪媽媽看病；他希望不是什麼太大的毛病，看過醫生後可以很快痊癒。

明峰開車帶媽媽去臺東基督教醫院就診，醫生檢查之後發現情況不單純，於是將她轉診到花蓮慈院泌尿科進行更詳細的檢查。

從臺東市到花蓮市，車程最快也要將近兩小時，一路上秀春幾乎都沒有說話。她平常個性很急，從醫生的口氣中，隱約感覺到情況不樂觀；她過於沉默的情緒反應，讓明峰也感到不安。

「媽，平常都是妳開車帶遊客到處玩，現在可以輕鬆一下，好好欣賞風景。」明峰希望轉移媽媽的思緒，不讓她再沉溺在擔憂裡；但秀春一語不發地看著窗外，若有所思。

這兩年她的體重掉了兩公斤，還一直沾沾自喜，以為瘦一點比較好看，完全沒有警覺可能是身體出了問題。她想起六年前先生也是罹患肝癌過世，末期飽受化療副作用之苦，情景仍歷歷在目。

中醫緩解化療後不適

凝結的空氣持續著，直到進了花蓮慈院泌尿科，醫師馬上安排秀春住院檢查。透過血檢及腹部電腦斷層，醫師發現她的肝臟有病變現象；再進一步進行肝臟切片後，確診是肝內膽管癌第四期，必須接受化療。

秀春聽見醫師的確診說明後，面色十分凝重。

「媽，我最近的工作不忙，可以回來住。」明峰知道媽媽一定又是想起往事，除了思念爸爸，也對接下來的化療感到擔憂害怕。明峰想回家陪媽媽一起面對治療，家裡的事業可以暫時交給太太處理。

「嗯，你還是去忙你的吧！」秀春停頓了三秒才回答，聲音十分緩慢低沉，她的心情非常低落。

「我現在不忙，我想回家多住一陣子。」明峰說道。

秀春看了明峰一眼，沒有再說什麼；她知道這是兒子的一片孝心，便點點頭表示同意。

「媽，您放寬心，剛才醫師不是建議我們中西醫合療嗎？可以緩解化療副作用，會讓治療過程比較順利。」

「好……」秀春緩緩地回答。她沒有接觸過中醫，不知道中西醫合療的效果如何；既然兒子也贊同，她心裡想：「那就試試看吧！」

秀春開始第一次化療後，便由中醫部王健豪醫師進行會診。經過「望、聞、問、切」四診，了解她因為長期愛吃辣，導致脾胃化熱，加上多次腹部手術，造成氣滯血瘀，加重肝鬱證，表現出來的症狀為右上腹痛，便開了中藥方以四逆散搭配膈下逐瘀湯為主。

她持續接受中西醫合療，病情逐漸穩定下來；雖然化療後還是有不適感，但沒有像當年先生的副作用那麼強烈。秀春逐漸接受自己的病情，樂觀地面對上天給她的考驗。除了明峰以外，她還有兩個女兒也都經常回來陪她，讓她的心情開朗許多；她總是對孩子們說，如果當年有讓你們爸爸接受中西醫合療就好了。

現在的秀春，把握每一天的時光，認真地體會到「珍惜當下」才是最重要的事。

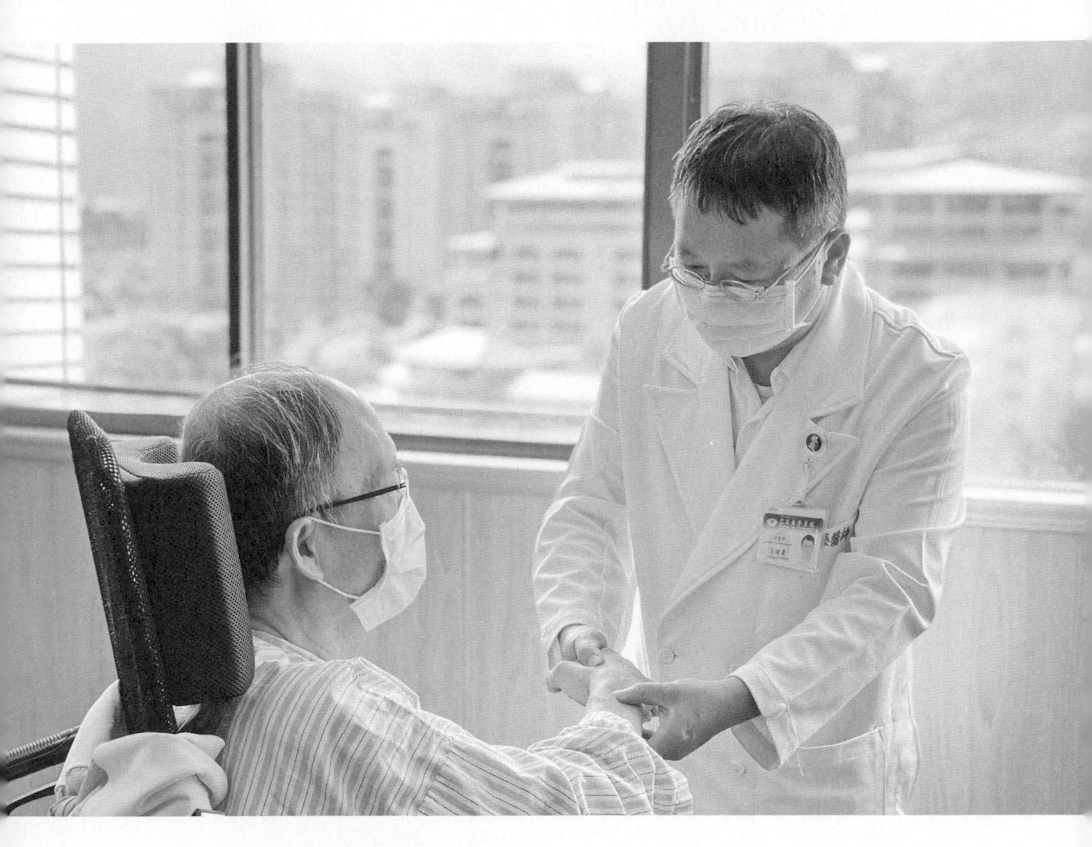

中醫可用中藥、穴道按摩等方式為病患緩解病苦。王健豪醫師正為病患施行穴位按摩。

【中醫行醫筆記】

膈下逐瘀湯

癌症在中醫病因病機較複雜，根據古籍記載，大部分腫瘤的形成是因為人體氣血運行失常，日久氣滯血瘀、氣血痰溼交結成塊所導致。

「膈下逐瘀湯」出自道光十年（西元一八三〇年）清代王清任所著《醫林改錯》。如書中記載「業醫診病，當先明臟腑」，王清任親自去墳場、刑場觀察大體，撰成《醫林改錯》二卷，約三萬餘字，並繪有二十五幅臟腑圖譜，包括「活血化瘀」方劑有二十二例，目前仍是臨床上常用的處方用藥，膈下逐瘀湯即為其中之一。

膈下逐瘀湯用於橫膈下有瘀阻，常見伴隨肝鬱氣滯，因此兩脅及腹部疼痛或有積聚腫塊。藥方有當歸、赤芍、川芎，用以補血活血；桃仁、紅花可以破血行血。補血藥與活血藥同用，可化解瘀滯而不傷正氣。

「四逆散」則出自於西元二世紀東漢時期張仲景所著的《傷寒雜病論》，配方組成為甘草、柴胡、枳實、白芍。四逆散搭配膈下逐瘀湯，有助於緩解病患癌末及化療副作用的不適情況。

「淨斯本草飲」對抗新冠病毒——新冠肺炎

——淨斯本草研發中心

二〇二一年五月二十四這一天，花蓮慈院的氣氛不同於平常，醫療團隊已經做好萬全的準備，等待第一位住進新冠肺炎重症專責病房的患者入院治療。

患者是八十歲的陳阿公，他入院時意識不清，發著高燒、呼吸困難，情況一度危急。

在一人一室的專責隔離病房裡，阿公受到醫療團隊的細心照顧，四天後慢慢恢復精神。

「我家裡的人都還好嗎？」他清醒後的第一句話，就是關心家人是否有被他傳染。

「阿公，他們都很好，您不用擔心，先照顧好自己喔！」護理師正在幫阿公換新的點滴瓶。

阿公抬起眼睛，看著全身穿戴嚴密的護理師；她的面容包裹在口罩及面罩之下，但真誠的關懷卻是遮擋不住。

「我拿電腦給您和家人視訊好嗎？」她問道。

阿公點點頭，他的手機沒有視訊功能，很感謝護理師的貼心。過了一會兒，護理師抱了一臺筆電進來，幫阿公和家人連上網路；一家人在雲端相見，雖然只有短短幾天，但恍如許久未見，都流下了眼淚。

重症狀況緊急

到底是怎麼被傳染的，其實阿公自己也不清楚。他和女兒、女婿、外孫女一家同住在北部，五月中旬疫情爆發進入三級警戒；一、兩天後阿公感到喉嚨痛、頭暈、渾身沒有力氣。

家人擔心他感染了新冠肺炎，於是全家都到快篩站篩檢；十五分鐘後結果出來，阿公呈陽性，全家又再接受 PCR 檢測，然後被通知搭防疫計程車先回家自我隔離，等待 PCR 的結果。

還好他們家的房間夠多，每一個人都可以單獨暫住在一個房間。經過焦急的等待，一天之後阿公的情況愈來愈嚴重，外孫女趕緊撥打一九二二，請求協助將阿公送去醫院治療。又過了一天，PCR 檢測結果出來，阿公確診了。

當時疫情相當嚴峻，每天都有兩、三百人確診，北部的醫院病房不足，於是阿公被送到花蓮慈院治療。

當時阿公的情況比較嚴重，血液裡的氧氣濃度一般人是百分之九十五至一百，他只有百分之九十，吃東西也容易嗆到。

醫療團隊以氧氣治療，並幫阿公拍痰、清痰，因為他還患有高血壓及糖尿病；經過藥物調整之後，意識不清、血糖不穩定的情況改善，血氧濃度也有升高。

重症新冠肺炎團隊由林院長領軍，包括王志鴻副院長的西醫團隊、何宗融副院長的中醫團隊，以及黃志揚副院長的研發團隊，從一年前就不停地以擬真情境演練，包含為確診病人插管、照護、防護衣穿脫，以及各種感染控制概念考核等；所以，當重症病人到醫院時，團隊已準備好，不慌張也不害怕地面對挑戰，可以安全、安心地照顧病人。

何副院長是醫療團隊成員之一；在徵詢家屬的同意下，從阿公住院第三天開始，除了原本使用的西藥以外，也讓他服用由八種臺灣本土中草藥配製的「淨斯本草飲」。阿公的情況一天比一天好轉，住院第四天就已經可以和家人視訊了。

女兒也確診了

「爸，您現在還好嗎？」電腦螢幕上的女兒美芳，眼睛和鼻子都是紅的。父親確診後又過了兩天，她開始出現咳嗽；再做一次 PCR 檢測，她也確診了，屬於輕症，住在另一家醫院裡隔離治療。

自從阿公送進醫院以來，她每一天都很擔心，很害怕會失去父親。

「我沒事了，我在這裡受到很好的照顧，別擔心！大家都好嗎？」阿公也紅了眼眶。

「我很好，我是輕症，不嚴重的。」美芳抽了一張面紙擦掉眼淚。

「啊，妳也被傳染了？那你們其他人？」阿公一聽之下很驚慌。

「我和爸爸都沒事。」外孫女趕緊回答。

「是我傳染給美芳……」阿公哽咽了。

「爸，真的不要擔心，我幾乎沒有症狀。」

阿公難過地說不出話來，在一旁的護理師安慰他：「阿公，現在疫情很嚴重，不一定是您傳染的，真的不要想太多。」

「阿公，您看護理師都這麼說了，您安心治療，我們等您回來。」外孫女也安慰阿公。

之後，全家每一天都會視訊兩次。之前大家住在一起天天見面，從來沒有想過有一天會需要用這樣的方式在雲端問候；不過，還好現在有發達的通訊科技，否則隔離期間還真的不知道怎麼相見。

由於醫療團隊的細心照顧，以及家人的視訊問候，阿公的心情開朗，精神也更好；住院第七天，他就轉到輕症專責病房。

八種中草藥的防疫茶——淨斯本草飲

「這個很好喝，沒想到有麼好喝的藥。」阿公端起一杯濃褐色的本草飲，像品茶似地慢慢飲用。

「阿公，這是防疫茶，可以幫助您的身體抵抗病毒。」護理師說道。

「我知道啊，醫生有告訴我，所以一滴都不能剩，不能浪費。」阿公繼續慢慢地邊喝邊說，「我也有告訴我的家人，尤其是我的女兒，叫他們也要喝。」

護理師微笑地回應：「我們也都有喝。在現在這個時候，很需要增強防

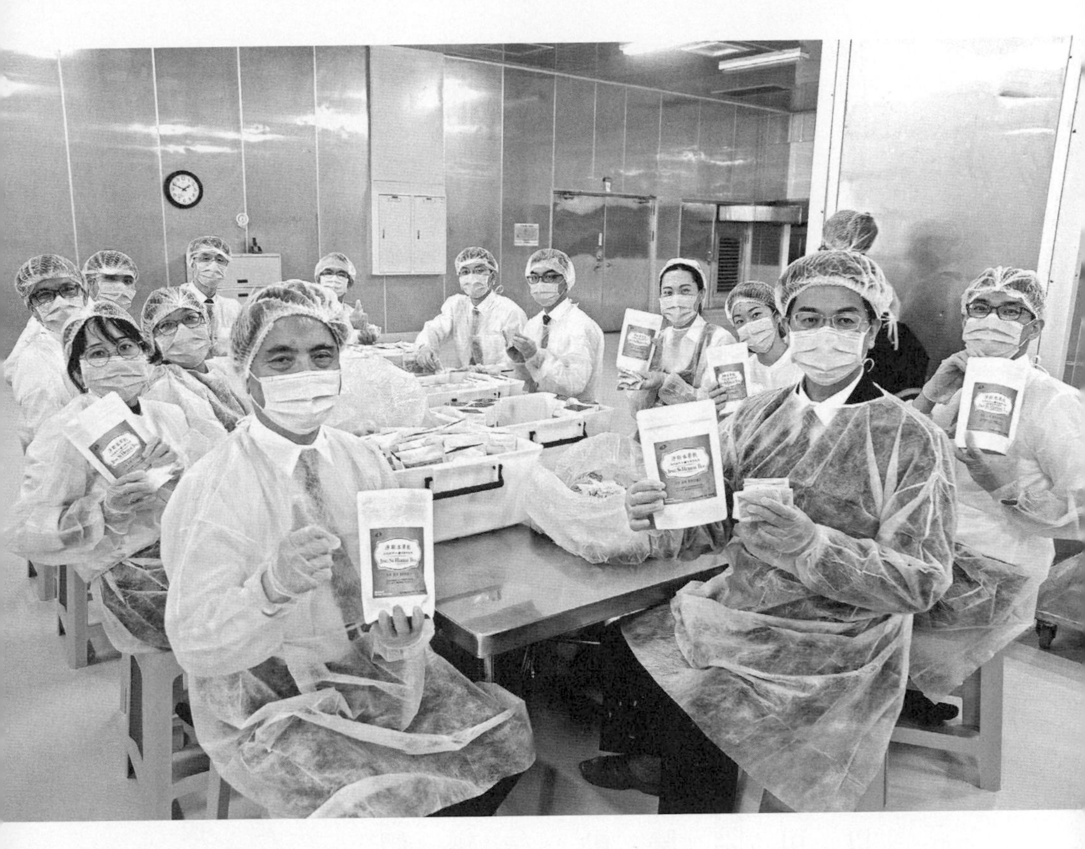

花蓮慈濟醫院於靜思精舍舉辦醫師合心共識營；林欣榮院長（前左）與何宗融副院長（前右）與學員到協力廠體會淨斯本草飲包裝過程。（攝影／陳毅麟）

禦力，避免被病毒感染。」

「真的很對不起你們啊！冒著被傳染的危險照顧我。」阿公感到很自責。

「千萬別這麼說；就算我們不是在醫院工作，也是一樣要保護好自己啊！病毒是無差別攻擊的。」

護理人員每天固定三次進病房照護阿公；雖然她們都穿戴著防護衣，看起來幾乎一模一樣，但阿公仍然可以從聲音和動作分辨出每一個人，有的活潑朝氣，有的溫暖細心。

「阿公，我們來下床走走，練習踏步，要多動一動。」從臥床進步到使用輔具走路，他現在已經可以自己走到廁所刷牙、洗臉；護理師每天都提醒他要多走動，並為他加油打氣：「加油！就快可以出院囉！」

到入院的第十八天，阿公體內的病毒量已經降到可以出院的標準了，醫療團隊都替他感到高興，護理站還畫了阿公的畫像，以及一張Q版的阿美族勇士圖送給他。

「跟我很像啊！」阿公呵呵笑著。

「這個阿美族勇士也是代表阿公，您就像勇士一樣，勇敢戰勝病毒。」

「謝謝、謝謝！」阿公感動到說不出話來。

「可是，您還要再過一禮拜才能回家喔！」醫師進來病房探視時跟阿公說道。

「啊！為什麼呢？」阿公的心情像是從山頂上一下子跌落谷底。

「因為您的女兒還在住院隔離；等她也出院，大家都安全了您再回家。」醫師說道。

「我知道了；我雖然很想回家，但不急於這一時。我的命是你們救回來的，當然都要聽醫生的建議。」

「本草飲也要持續喝喔！對抗病毒很有幫助。」醫生不忘再三叮嚀。

「有的，我也有叫我的家人喝。」阿公現在是本草飲的最佳代言人，他自己的親身體驗就是最有力的證明。

經過再一個禮拜的等待，女兒美芳終於可以出院了，他們歡喜來接阿公回家；分隔了二十幾天，一家人都很珍惜這眼前的幸福。

「阿公回去可以繼續吃素食喔！根據國外針對新冠肺炎病人治療的研究發現，茹素者可以降低百分之七十三發生重症的比例，葷食者反而會增加重症三點八六倍。」醫療團隊包括中西醫、護理師，以及院長、副院長都出來歡送阿公。他在住院期間都是吃素，醫療團隊每天供應適合他身體需求的營養素食，阿公吃得很習慣，也覺得很好吃。

「會的，不論是本草飲還是素食，這次生病，我是真的體會到植物的好處了。」阿公在家人的陪伴下向醫療團隊揮手告別；對抗病毒的經驗，也讓他對健康飲食習慣有了不同的體會和認識。

【中醫行醫筆記】

中草藥的現代應用

幾千年傳承下來的中醫智慧，也包含了藥材的運用。目前很多西藥的開發，都是從中藥及不同的民族用藥裡研發，例如治療瘧疾的青蒿素、化療藥物紫杉醇、以及提升白血球的黃耆萃取物等。

許多中藥草原本就具有抗菌、抗病毒、提升免疫力的功能，從二〇一九年底至今，全球受新冠病毒蔓延，中藥在此時便發揮了相當重要的功能。證嚴上人指示花蓮慈院林欣榮院長領軍，由何醫生副院長及黃志揚副院長的中西醫研究團隊共同研發「淨斯本草飲」，從艾葉、魚針草、麥門冬、魚腥草、桔梗、甘草、紫蘇葉、菊花等臺灣八種本土中藥草製成的中草藥複方，有茶包、濃縮液及藥粉三種型態，可以預防及治療新冠病毒感染。

冠狀病毒傳染的原理，是因為冠狀病毒表面一支支凸起的棘蛋白，可以和人體細胞表面的蛋白結合；就好比是鑰匙和門鎖，當棘蛋白這把鑰匙對上了細胞表面的蛋白門鎖，就能打開細胞的門，順利進入細胞內進行增生繁殖。

經實驗證實，淨斯本草飲同時具有四種標靶藥物的功能，可以避免新冠病毒與細胞表面的受體 ACE2 黏合、抑制病毒進入細胞時所必須的酵素、抑制病毒在細胞內大量復製、避免復製出來的病毒再侵犯其他正常細胞。

目前西醫有疫苗可以讓人體產生抗體，避免病毒與細胞結合，也有藥物可以抑制病毒在細胞內大量繁殖，但還沒有避免病毒鑽進細胞的藥。西藥與中草藥的最大不同，就是在於一種西藥對應一個標靶，中草藥則是一個藥方同時對許多標靶都有效。

淨斯本草飲與現有的全球中藥臨床用藥草比較，可以更低劑量得到更好的藥效；甚至只要十八毫克的劑量，就能超過國外對抗新冠病毒之西藥的阻斷效果，又不會有西藥的副作用。依據國外新冠肺炎治療經驗，八十歲以上的病人約有百分之六十會轉成重症。花蓮慈院收治的COVID-19重症病人，使用由淨斯本草飲介入配合西醫治療研究顯示，兩週後病人的病毒量就可降到出院的標準，死亡率為百分之二十，低於平均值。

淨斯本草飲的配方和劑量都是公開的，花蓮慈院研究團隊也以科學方法萃取當歸的純化物，研發出治療惡性腦瘤等各種疾病的新藥，並已進入二期臨床實驗。此外，包括艾草、抹草等植物新藥也在積極研發中，希望能幫助更多人。

兒科

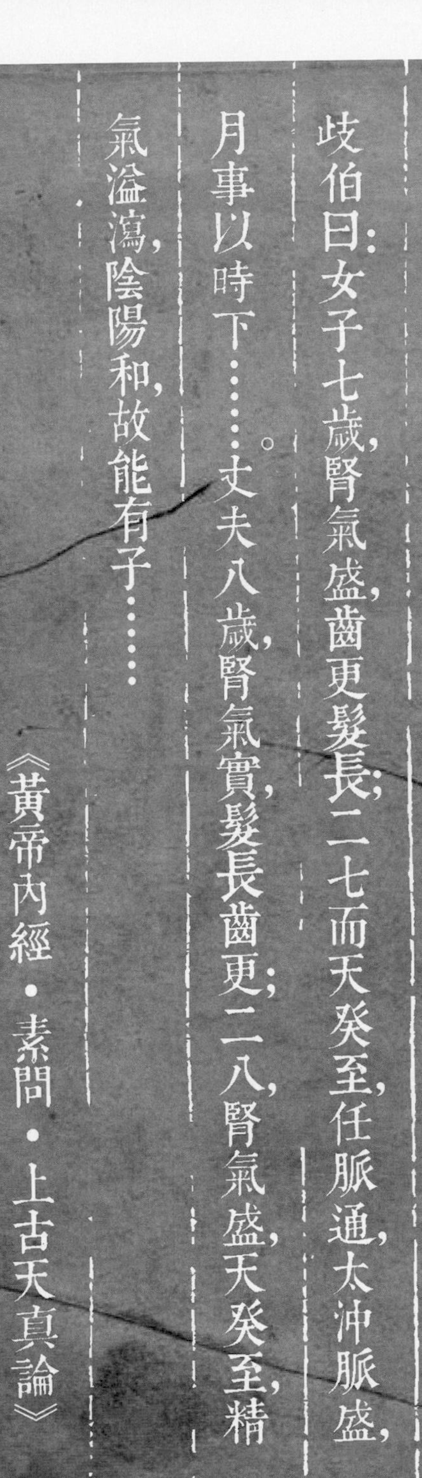

岐伯曰：女子七歲，腎氣盛，齒更髮長；二七而天癸至，任脈通，太沖脈盛，月事以時下……。丈夫八歲，腎氣實，髮長齒更；二八腎氣盛，天癸至，精氣溢瀉，陰陽和，故能有子……

《黃帝內經・素問・上古天真論》

讓「慢飛天使」展翅——發展遲緩

——楊成湛（中醫兒科主任）

「怎麼又是這樣呢？」小櫻老師正在看小朋友們畫畫，她走到莊小弟的旁邊，發現他的右手握著筆，不斷地在紙上繞圈，繞出一團糾在一起的線。

這不是第一次了。五歲多的莊小弟每次畫畫，都是畫成一團；原本以為他是刻意這樣畫，但事情似乎沒那麼單純。

「可以告訴老師，你畫的是什麼嗎？」

「太陽。」

「是這個太陽嗎？」小櫻老師指著白板上的太陽圖案問道，莊小弟點點頭。

小櫻老師心中一直有疑慮；她刻意讓大家模仿她畫的太陽圖案，每一個人畫出來的都不一樣，但基本上都可以看出明顯的輪廓細節，只有莊小弟畫成一團。

她觀察到的不只有畫圖的情況。上星期大家在教室外玩傳接球，一個小朋友將球丟給莊小弟；他們的距離大約一公尺遠，莊小弟試了幾次都沒有辦法接住。還有一次更驚險，球都快要迎面打到他了，他想躲避，但左腳似乎沒有力氣，瞬間跌坐下來。

小櫻老師馬上扶起莊小弟，他沒有哭，之後卻一直躲在牆角，遠遠地看著大家玩。

「一起來玩呀！」小櫻老師鼓勵他，但莊小弟搖搖頭，只是一直盯著大家瞧。

她心裡明白，莊小弟的學習發展，比起其他同年齡的孩子都還要慢，他自己也覺得處處都跟不上別人，很沒自信，不想跟大家一起玩。

小櫻老師決定要告訴莊小弟的媽媽。

接受中西醫診治

「謝謝老師，我會特別注意。」莊媽媽來幼兒園接孩子，聽小櫻老師的描述之後回答。

其實，她也已經觀察到，孩子握筆的能力一直都不是很好。前幾天他用筷子夾葡萄乾，怎麼夾都夾不起來；原本以為再多練習幾次就會，可是聽老師提到孩子在幼兒園的情形，她開始擔心了。她有一個朋友的孩子，許多方面的學習能力都比同年齡的孩子慢，經過診斷確定為發展遲緩，必須接受早期療育。

她從網路上下載衛生所提供的「學前兒童發展檢核表」進行評量；這是國內學者經過嚴謹的研究，以各年齡層中百分之九十的兒童已達成之能力進行參考編寫。莊媽媽自行檢核的結果顯示，莊小弟需要到西醫復健科檢查。經過醫師詳細地檢查之後，莊小弟確診為混合型發展遲緩。

接下來，莊小弟接受西醫的復健療育，狀況得到改善；可是，仍有一部分症狀查不出原因，而且治療一段時間之後，似乎進步有限，不免又令家長擔憂。

「要試試中醫嗎？」莊爸爸回想起，兩年前莊小弟因為鼻子過敏，經常噴嚏連連，伴隨著流鼻水、鼻塞；還有最困擾他們的是，每次吃飯都需要吃一到一個半小時，胃口很不好。

莊媽媽印象也很深刻。他們夫妻都是上班族，當時孩子三歲多，白天托給保母帶，下班後接回家。工作了一整天，他們都感到非常疲憊，可是孩子一直都還不會自己吃飯，每天晚上都要連哄帶騙，才能勉強餵他吃一點點；保母也跟他們反映，莊小弟不吃飯，她實在也沒有太多時間可以特別餵他吃。

他們帶孩子去看西醫，使用醫師開的噴劑及西藥後，症狀確實有緩解；可是，一旦停止用藥，症狀又出現，反反覆覆好幾次。後來在朋友建議下尋求中醫治療，大約半年的時間，鼻子過敏的問題改善了大約七成，吃飯時間也縮短為三十分鐘左右。

這一次的經驗，讓他們對中醫相當有信心；所以，當莊爸爸建議試試中醫時，莊媽媽也表示贊同。

他們在花蓮慈院中醫部兒科主任楊成湛醫師門診。楊醫師診斷之後說，莊小弟的發展遲緩現象，在中醫稱為「五遲」及「五軟」。

「可不可以告訴我，你有什麼感覺嗎？」楊醫師拿著一支長長的、像筆

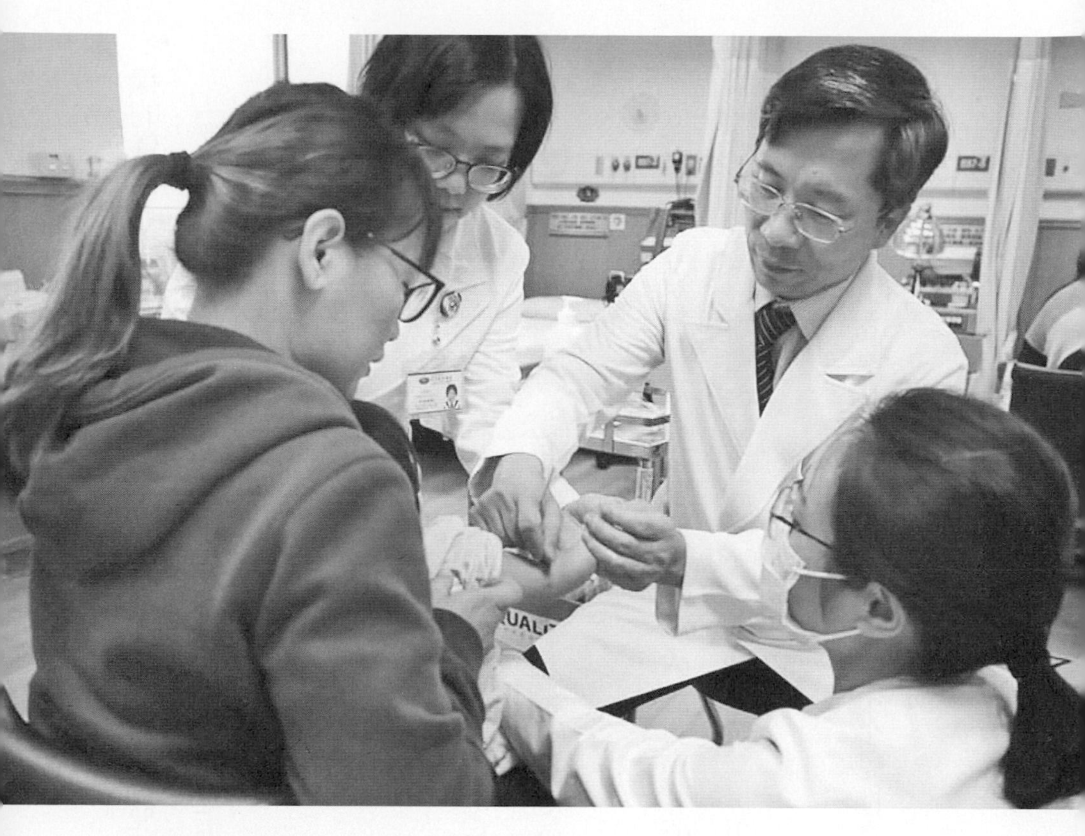

因出生時難產的缺氧性病變、而造成腦性麻痺的一歲小朋友，在楊成湛主任門診接受針灸、中醫捏脊按摩、中藥配合復健的中西醫合療模式後，肌張力異常與肢體協調性有明顯進步。

一樣的儀器，在莊小弟頭部的穴位上輕輕點著，一會兒又換到手腳的穴位。

「好好玩！」莊小弟看著儀器前端靠近皮膚的地方，發出紅光，他覺得好像在玩遊戲。

「嗯，很好玩！還有呢？會不會痛？」

「沒有感覺啊！」

小朋友對針灸普遍會感到畏懼；因此，楊醫師的兒科門診，針對年紀較小的孩子採用雷射針灸。這是將低能量雷射對準穴位，以達到傳統針灸的治療效果；因為不會痛，所以小朋友不排斥。

楊醫師告訴家長，六歲以前的孩子，大腦具有相當的可塑性，針灸頭皮可以刺激運動區、感覺區、語言區及活絡神經反應，也可以幫助調節肌肉，改善手腳活動能力。

除了針灸以外，楊醫師也開中藥，以及用小兒推拿的方式治療莊小弟。

經中西醫合療治療一年後，已經可以看見明顯的進步。

發現孩子天賦

「這是他今天畫的。」小櫻老師將一張畫紙拿給莊媽媽，上面畫著一隻貓咪，貓側躺在地上，正在打呵欠、伸懶腰，特徵都畫得很清楚。才一年的時間，莊小弟用筆的能力進步驚人！他不只右手變得靈活，而且畫得很好。

莊小弟的繪畫天分，莊媽媽也已經發現了；「他畫的是我們家的咪咪啦！謝謝老師，還好當初您有提醒。」

「他的左腳也比較靈活了，現在還可以接住一到三公尺遠的小球，會跟大家打成一片，玩得很開心。」小櫻老師說道。

莊小弟畫得好，而且也很愛畫，甚至主動跟媽媽說，他想畫一張圖給老師，也想送給最要好的同學。莊媽媽幫他準備了許多空白小卡片，讓他在上面畫畫；他畫家裡的咪咪，也畫花朵、樹木，還畫小櫻老師和同學們。他把這些卡片帶到幼兒園，讓收到小卡片的老師和同學都好驚喜。

如今，即將念國小的莊小弟，經西醫的評估，已不再有發展遲緩的問題，所以西醫復健科的治療停止。目前只要一個月到楊醫師門診一次，持續穩定治療鼻過敏與調理脾胃就可以了。

曾經，莊媽媽埋怨上天，為什麼她的孩子是慢飛天使？她為此心情糾結許久；但後來轉了念頭：如果沒有這番經歷，孩子的繪畫天分或許不會這麼快顯現出來。她感謝上天，她要讓孩子適性發展，並在繪畫方面能擁有更多的學習和啟發機會。

「這或許是上天給的禮物！」現在的她，心裡只有滿滿的感恩與感動。

【中醫行醫筆記】

「五遲」、「五軟」

針對發育遲緩的現象，在中醫的診斷上有「五遲」及「五軟」的描述——

「五遲」：立遲、行遲、髮遲、齒遲、語遲。

「五軟」：頭項軟、口軟、手軟、腳軟、肌肉軟。

例如，「語遲」是指講話的能力發展緩慢。中醫會以石菖蒲、茯神、遠志等具有開竅醒腦作用的藥材，配合西醫的語言治療。此藥方也應用於大人中風導致的失語症。

兒童屆齡卻無法穩定站立及走路，在中醫屬於「立遲」、

「行遲」，以及「手軟」、「腳軟」的範圍。用藥包括人參、黃耆、山藥、茯苓、白朮等藥材，可以促進肌肉生長，肌力也可增強；再配合西醫的物理治療，大約數月能強化肌肉強度，改善姿勢與動作。

「口軟」是指咀嚼力較弱，甚至流口水的現象；使用健脾方面的中藥，例如白朮、茯苓等藥材，可以改善症狀。

此外，促進腦部發育常用的中藥有下列幾類：開竅益智中藥如石菖蒲、遠志、冰片等；寧心安神中藥如酸棗仁、柏子仁等；補益元氣中藥如黃耆、黨參等；補益精血中藥如熟地、黃精。

以上中藥材只是參考，因個人體質不同，必須由中醫師診察，開立合宜的中藥處方。

小兒推拿

中醫幼兒按摩主要在軀幹，包括背部、胸腹及手部。捏脊療法是一種中醫治病方法，用雙手拇指的指腹，以及食指中節靠拇指的側面，在小孩的背部皮膚表面循序捏拿捻動。

人體背部的正中為督脈，督脈兩側是足太陽膀胱經的循行路線。足太陽膀胱經上有心俞、肺俞、肝俞、膽俞、脾俞、胃俞、腎俞，俞穴是臟腑經氣輸注於背部的穴位，能夠調整臟腑機能。督脈和膀胱經，是人體抵禦外邪的防線；督脈主一身之陽，督脈不通則諸脈不通。捏拿督脈與膀胱經可以扶正祛邪，調和氣血，疏通經絡，提高臟腑功能的作用，進而達到治療疾病的目的。

捏脊療法適用範圍包括幼兒腦性麻痺、發展遲緩與小兒慢性的營養障礙症。

中醫療法讓孩子重拾自信——夜尿

——楊成湛

「快來吃早餐！」黃爸爸今天休假，不用趕著一早出門，他特別準備了一桌豐富的早餐，想讓全家驚喜。

這一桌真的很豐盛，有精心製作的美味三明治、烤煎餅、麥片粥，還有現榨新鮮的蔬果汁。

「哇！今天是什麼特別的日子？」媽媽太驚訝了。

「一日之計在於晨，早餐一定要吃得營養。」黃爸爸對他的手藝相當滿意。

夫妻倆坐下來準備享用早餐；可是，一對小兄弟一直在房間裡，半天都不出來。

「你們兩個還在賴床嗎？趕快起來刷牙洗臉！」媽媽一進房間，發現賴床的只有弟弟。兄弟倆睡上下鋪，哥哥在上鋪，他已經起床，但不發一語，臉上的表情有點木然。

媽媽一看就知道怎麼回事了。哥哥一直都有夜尿的情形，大約每隔三到四天，就會發生一次。他今年十歲，想到自己睡覺還要包尿布，就感到很不好意思，所以昨天晚上他故意不穿尿布，沒想到還是尿床了。

他坐在床上不下來，因為他不想被大人知道，但也不知道該怎麼收拾弄溼的床單和被子。

「沒關係，先去沖一沖，換件衣服。爸爸今天特別準備了豐盛的早餐，整理好就來吃吧！」媽媽沒有說什麼，但其實這些年她和先生都很苦惱。

哥哥從小就會尿床，他們一直都以為孩子長大自然就會好；曾經帶他去看西醫，醫生也是這麼告訴他們。可是，當孩子六歲，上幼兒園中、大班時，他們讓他在每天晚上睡覺前一定要先去上廁所，也避免喝水，但夜尿問題並沒有改善，所以還是得在晚上睡覺時包著尿布。

一直到了他國小三年級，小四歲的弟弟晚上睡覺已經不用包尿布了，這讓哥哥的心裡很受傷；雖然他什麼都沒說，可是他愈來愈不開朗，在弟弟面前感到很沒自信。

哥哥換好衣物，洗完臉、刷過牙以後，坐在餐桌前，拿起三明治默默地吃著。

「好吃嗎？」爸爸問道。

「嗯……」他咬了一口三明治，無精打采地回應。

「這是爸爸特別做的。」

「嗯……」

「裡面夾了你最喜歡的起司。」

「喔……」

媽媽和弟弟也過來了，弟弟坐在哥哥旁邊的位子，但哥哥馬上往另一邊靠，似乎不想離他太近。

爸爸媽媽都發現了，他們互相看了一眼，眼神中盡是無奈。不過，爸爸還是決定向兄弟倆宣布一個消息：「下禮拜就要開始放暑假，我們要準備去露營喔！」

「哇！好棒！露營就是要住在外面嗎？」弟弟很興奮。

「對，我們要去三天兩夜，睡在帳篷裡。」

「好想現在就去！」弟弟開心地手舞足蹈。

相對於弟弟的熱情反應，哥哥卻沉默不語。

爸爸媽媽都知道哥哥在想什麼，他一定是擔心自己出門還要帶尿布，在弟弟的面前很沒面子。

吃完早餐後，爸爸開車帶兄弟倆去學校；回到家裡，馬上和正在上班的媽媽通電話。

「我們再帶哥哥去看醫生吧！」爸爸說道。

「我也正想跟你說，哥哥最近心情受到很大的影響，一定要想辦法治好。」媽媽嘆了一口氣。

中醫治療搭配行為準則輔助

為了哥哥的夜尿問題，他們困擾了許久，也曾使用俗稱「防潮鬧鈴」——這是一種小小的感應裝置，可以黏貼在內褲；感應到潮溼時就會記錄時間，整合幾次的記錄，可以做為之後叫醒孩子起來排尿時間的參考。但是，這個方法對哥哥的效果不是很好，後來也放棄了。

這一次，他們又再帶他去醫院檢查，他每一次的排尿量多，顏色淡、不臭，白天不頻尿，也沒有尿溼褲子、小便灼熱或疼痛等現象，一切都正常，因此西醫一樣還是查不出原因。

不過，西醫方面倒是提供他們一個資訊：根據調查，大約有百分之七的學齡兒童（六到十二歲）有夜尿現象，每年約有百分之十五的小孩能自癒。

「我們的孩子會是這百分之十五的其中之一嗎？」夫妻倆互相對望，誰也沒有辦法給出一個明確的答案。

直到某一天，阿媽從南部來他們家玩，順便帶了一大袋藥材包交給媽媽。

「這是什麼？」媽媽問道。

「我聽中藥行的人說，小孩夜尿這個毛病，是要補腎和膀胱，所以開了人參、黃耆給我。」

「所以您去中藥行抓藥？」

「對呀！反正試試看，不然連醫生都沒辦法了，怎麼辦？」

「對喔！我們怎麼沒有想到去找中醫。」她突然想到，與其去中藥行抓藥，為什麼不去看中醫呢？

於是，他們來到花蓮慈院中醫部兒科主任楊成湛醫師的門診。

「中藥行的人說得沒錯，人參、黃耆是補腎固澀的中藥，小孩夜尿通常是腎與膀胱虛寒。但是，如果是熱性的體質，吃了這些補藥，反而會適得其反。」聽了媽媽的描述之後，楊醫師說道。

「還好，我們還沒給他吃。」媽媽在心裡鬆了一口氣，中藥西藥都一樣，藥真的不能亂吃。「對了，他還有鼻子過敏、身材瘦小的問題，也可以請醫師一起看嗎？」

「當然可以！」楊醫師診治之後，緩緩地說：「腎氣不足是造成夜尿的原因；還有，他的肺氣較虛導致鼻過敏，身材瘦小則是脾胃問題。」

「原來都是相關的！」媽媽恍然大悟，多年來一直找不出的病因，終於得到解答。

哥哥很配合醫師的診治；但畢竟是小孩子，當他必須接受針灸治療，看到長長的針，還是會感到害怕，瑟縮地躲在媽媽身後。

「你不是有帶玩具來嗎？要不要拿出來給醫師看一下？」來醫院前，媽媽就聽朋友提醒，可以帶孩子喜歡的玩具讓他玩，分散他的注意力，比較容易順利針灸。

「好！」他從背包裡拿出一架玩具飛機，這是舅舅送給他的，是他最喜歡的玩具之一。

「哇！好漂亮的飛機。」楊醫師一邊跟他講話，一邊在他的腹部快手針灸，小朋友似乎完全沒有感覺。

「上一次我們搭飛機到日本玩，開飛機好酷！」

「真的呀！醫師叔叔也喜歡搭飛機。」一眨眼的工夫，又在他的腹部上了另一支針。

「我以後要開飛機。」他還是沒有感覺。

「太好了，那我可以搭你開的飛機嗎？」楊醫師又快速上了一針。

「可以！」他舉起手上的飛機，做出滑翔動作。

「好棒！我們的任務達成，順利降落！」楊醫師順利完成針灸治療。

「針灸氣海、關元等穴位，可以改善小兒尿床。怕痛的孩子可選擇雷射針灸，但我覺得他可以不用雷射針灸，記得每次帶玩具來就好。」楊醫師對媽媽微笑地說道。

「謝謝醫師，我也沒想到他竟然這麼配合。」媽媽感到訝異，這是哥哥第一次接受針灸，就這麼快速順利，楊醫師對小朋友真的是太有經驗了。

「我再開藥讓你們帶回去吃，每週固定回診，應該就可以改善了。」楊醫師並且叮嚀，除了治療以外，也要同時建立行為準則來輔助。例如，晚餐與睡前不要喝太多水，規定睡覺前要上廁所，徹底將膀胱裡的尿液排空；或者晚上睡覺期間使用鬧鈴，在固定時間點叫醒上廁所。

「這些我們以前也都有試過，可是後來失敗了。」媽媽說道。

「還是要持續，現在搭配中醫治療，效果一定會更好。」

這一次的治療經驗，讓他們猶如在漫長的黑夜裡看見曙光。七週之後，哥哥從每個禮拜夜尿兩到三次，減少為每週一次；後來持續治療，再也沒有夜尿的情形了。

夫妻倆都很驚訝，最開心的還是哥哥，他終於不再垂頭喪氣，成為一個充滿朝氣的陽光男孩。

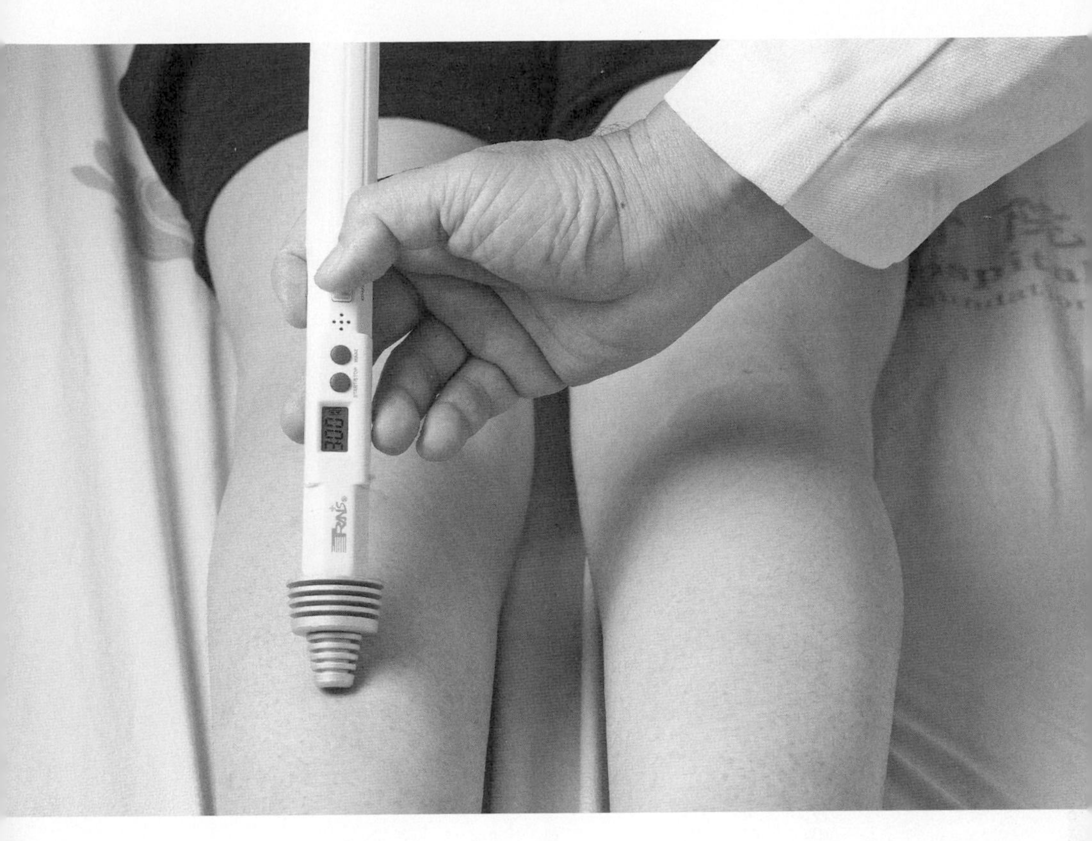

對於怕針的患者，雷射針灸是另一不錯的選項。

【中醫行醫筆記】

遺尿三種證型

(一)「腎氣虛寒」型

屬於先天不足，發育較為遲緩，體力差，臉色蒼白，手腳冰冷，小便量多而清澈，夜晚尿床的次數多、量也多。中醫治療以溫腎固澀，以八味地黃丸治療。

(二)「脾肺氣虛」型

後天失調，體力欠佳，臉色蒼白，脾氣虛因此胃口不好、大便拉稀，說話有氣無力，稍一活動即汗流浹背，夜間尿床的次數多。中醫治療以健脾益氣，以補中益氣湯治療。

（三）「心經溼熱」型

個性急躁、容易生氣，晚上常磨牙，易受驚嚇，唇色偏紅，尿床的次數及尿量都較少且顏色較黃。中醫治療以宜瀉心火清熱，用導赤散治療。

雷射針灸治兒童遺尿

雷射針灸是結合傳統針灸與低能量雷射，透過低能量、無熱感的雷射刺激穴道，無痛、安全，也可達到傳統針灸類似的治療效果；對害怕針刺疼痛的孩子而言，是一項可取代傳統針灸的安全治療方法。

在針灸的治療思惟理論基礎上，使用雷射針灸搭配補腎氣的穴道（氣海、關元、中極、水道、足三里、三陰交），臨床研究發現，可有效減少小兒尿床的次數。

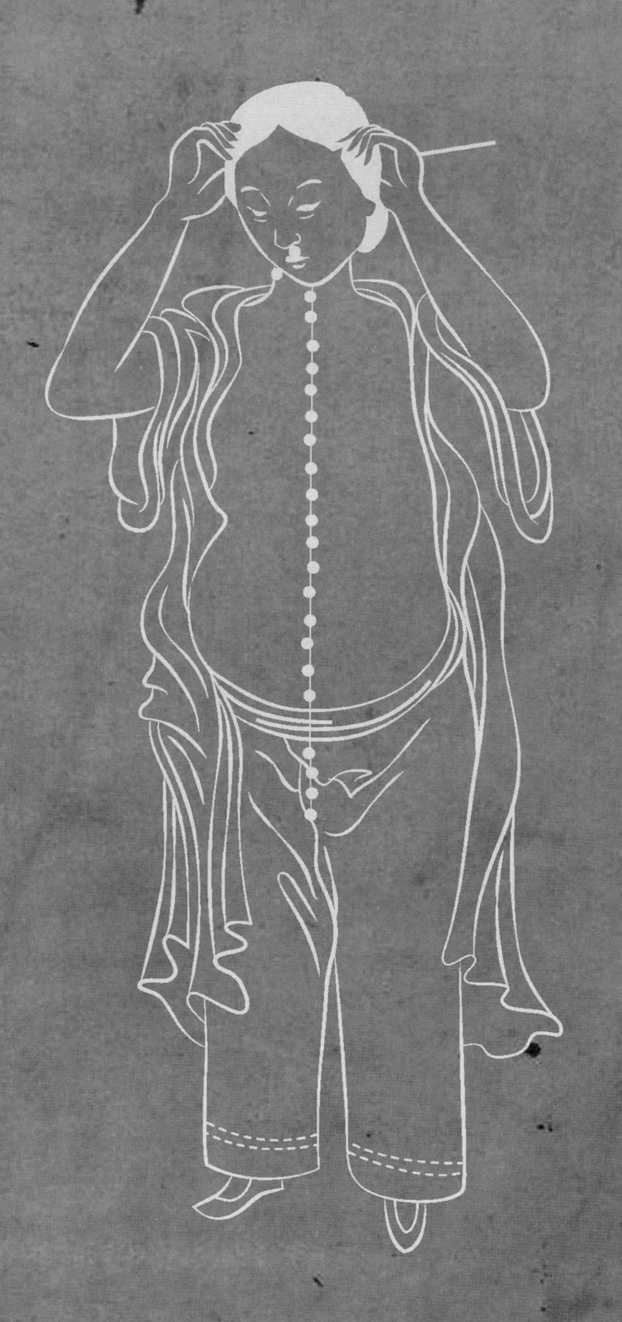

婦科

黃帝曰：婦人無鬚者，無血氣乎？岐伯曰：沖脈任脈……血氣盛則充膚熱肉，血獨盛者澹滲皮膚，生毫毛。今婦人之生，有餘於氣，不足於血，以其數脫血也；沖任之脈，不榮口唇，故鬚不生焉。

《黃帝內經・靈樞・五音五味》

讓女性同胞不再為「崩漏」困擾
——功能失調性子宮出血

——賴東淵（中醫腫瘤中心主任）

「唉！怎麼又是這樣。」靜之雙手捧著一個大紙箱，將它放到地上；當她起身時，突然感覺下體一股黏稠溼熱。

已經不是第一次了，這個狀況困擾她很久。最近幾個月，每次月經都持續十天左右；在經期期間，有時久坐再站起來，或身體有比較大的動作時，經常會感覺有成塊的經血突然流出，這讓她很沒有安全感。如果沒有辦法立刻去洗手間更換衛生棉，接下來不管做什麼事都感覺不自在。

還好，她從事行政處理工作，大部分時間都是坐辦公室，不需要長時間在室外。但是，過多、過長的經期，讓她的衛生棉用量比之前多了一到兩倍，而且很擔心來不及更換而滲漏沾汙衣褲，因此她必須勤跑廁所。除了這個困擾，她還感覺經常頭暈、疲倦，做事都提不起勁。

西醫檢查發現病症

八年前，靜之從馬來西亞到花蓮工作；多年下來，與同事建立了像朋友又像姊妹的情誼。她來臺灣之後，一直都和好同事小敏一起租房子；她們住在山邊，環境很清幽，除了比較潮溼以外，沒有什麼大問題，所以一住就是八年。

小敏常喝一種藥草湯，是將已經分裝好的藥草包用熱水沖泡，聽說可以調養女性身體，讓經期比較順暢。

「看起來黑黑的！」小敏泡了一包給靜之喝；靜之看著杯子裡的藥草湯，皺起了眉頭。

「喝喝看嘛！我覺得不錯！」

「這是什麼成分？」靜之問道。

「我也不知道，這是我媽給我的，我喝了好幾包。」

靜之抱著姑且一試的心情，慢慢地啜飲了幾口，味道好像她曾經喝過的青草茶。

「不會很難喝，對吧？就當成一般的飲料，也沒什麼不好啊！」

「好吧！那就喝喝看好了！」

小敏分了幾包給她，靜之平常上班時就拿來泡；喝了幾次，情況並沒有改善。但是，她也沒有急著想去看醫生；一方面是因為工作很忙，加上她不

覺得這個問題有急迫性。這一拖，就拖到又要去中國大陸出差的日子；她每隔三個月就要出差一次，每次出差時間長達一個月，

「等回來再說吧！」她總是這樣想著。

然而，這次出差回來之後，不久便爆發新冠肺炎疫情，距離下次出差還有多久，她也不知道，因此便想趁這段時間去看醫生。

她到花蓮慈院婦產科做超音波檢查。結果顯示，骨盆腔內沒有明顯的腫塊，子宮內膜零點七公分，也算是在正常的範圍內。醫師告訴她，這是功能失調性子宮出血，是由調節生殖的神經內分泌機制失常引起。她服用醫師開的止血藥之後，情況有比較改善，也就不去在意了。

大約過了半年，情況又再次發生，她再度去婦產科做超音波掃瞄及子宮鏡檢查；結果，除了子宮內膜厚度零點九公分，其他都沒有異狀。這次醫生建議她以子宮內視鏡刮除內膜。

「我回去再想一下。」靜之遲疑了，因為她從來沒有做過手術，對侵入性的治療感到畏懼。她心裡正在猶豫著，突然看到掛在醫院牆上的中醫醫療資訊，引起了她的好奇，便駐足停留仔細閱讀。

「妳看過中醫嗎？」一位大約四十歲、和她差不多年紀的婦女問道。

靜之不知道如何回應，只是對她點頭微笑。

「我一直都是看中醫，我自己的感覺很好，妳可以試試看。」

靜之感覺這似乎是個指引；她從來不排斥中草藥之類的療方，雖然小敏給她的藥草包並不管用，但也沒什麼壞處。這個念頭讓她一路朝掛號櫃臺走去，掛了中醫的婦科。

中醫治療免開刀

「妳的這個情況是功能失調性子宮出血，在中醫叫做『崩漏』。」賴東淵醫師為她看診之後說道。

「婦產科醫師建議我去做子宮內視鏡刮除術，請問中醫有辦法嗎？我不想做侵入性治療。」靜之說道。

「可以的。」賴醫師繼續問她：「妳會怕冷嗎？」

「會，我很怕冷！」靜之心裡覺得奇怪，為什麼醫師要這麼問。

「妳都喝溫水、常溫水還是冰水？」賴醫師繼續問。

「我喜歡喝溫水。」

「妳住的地方是乾燥還是潮溼？」

「我住在山邊，比較潮溼。」靜之更疑惑了，醫師究竟想知道什麼？

「妳的身體寒涼，又長期處在潮溼的環境。可以先用中藥和針灸治療，再持續回診觀察。」

「原來是這樣，難怪醫師這樣問。」靜之繼續說：「那我就遵照醫師的指示，請您幫我治療。」

靜之接受中藥和針灸治療連續一個月後，經期已經回復成七天，也不再有淋漓不止的情形。再往後兩個月持續治療，她到婦產科進行超音波檢查，子宮內膜厚度已經減少至零點五九公分。

靜之的辦公室抽屜裡，還有小敏給她的幾包藥草包；她把這些藥草包拿出來，一一用剪刀剪開，撒在花圃裡當花肥。

「妳在做什麼啊？」小敏看到她的舉動感到驚訝。

「對了，我正要告訴妳，這個藥草不要再喝了，連成分都不清楚，真的需要治療就去看中醫吧！」

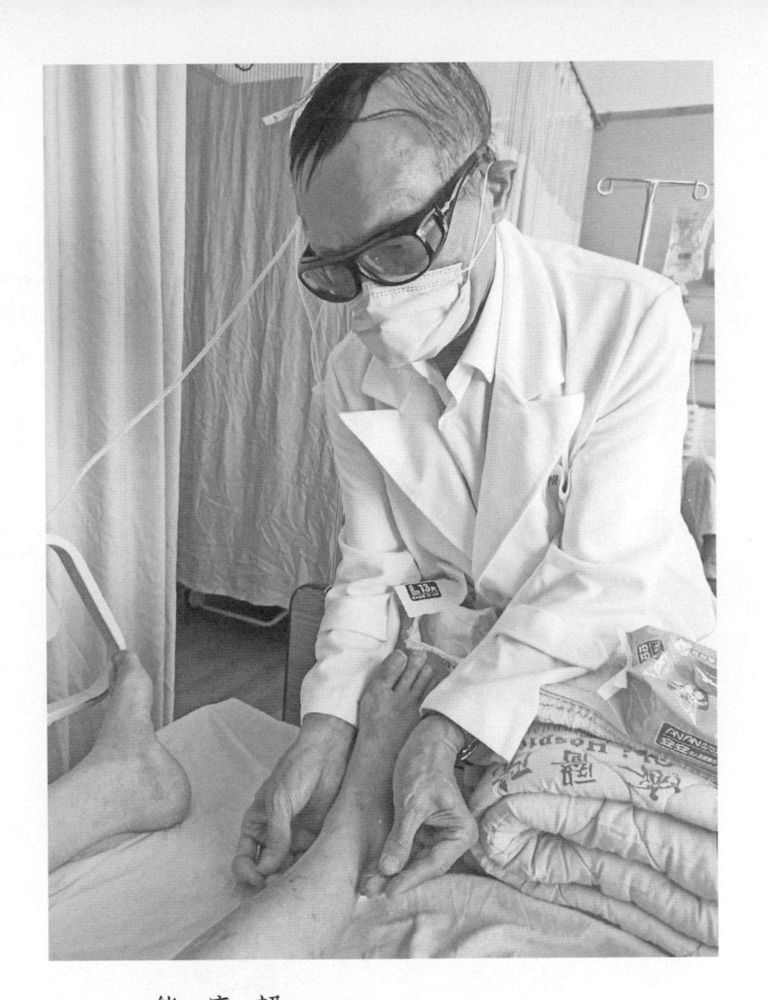

賴東淵醫師使用針灸治療女性「崩漏」——功能失調性子宮出血。

崩漏

功能失調性子宮出血，在中醫稱為「崩漏」。一般說來，突然出血、血量多的叫「崩」；來勢較緩，血量少，但淋漓不止的叫「漏」。兩者出血情況不同，但病理機制是一致的，發病的原因主要是腎、肝氣血失調或感染，常涉及心、脾二臟同時有疾病，所引起的衝(沖)、任二脈損傷，導致不能制約經血，因而容易產生崩漏等病症。

中醫治療崩漏，靈活運用「塞流」、「澄源」、「復舊」三法：

「塞流」是止血的意思；因為崩漏以失血為主，止血是治療的當務之急。

「澄源」是針對病因從根本治療；針對引起崩漏的具體原因，以補腎、健脾、清熱、理氣、化瘀等方法，使崩漏得到根本上的治療。

「復舊」則是治療之後的調理；中醫認為「經水出諸腎」，「腎氣盛，月事才能以時下」，理脾益腎相當重要。

不論中醫或西醫，在治療此病的原則都是一樣：止血固然重要，但重建月經週期，才能使崩漏得到根本治療。但是，許多患者在服藥止血後，不再持續複診調理身體，導致舊疾經常復發，這一點必須特別留意。

中西醫合療抗癌——乳癌

——賴東淵

星期天早上，小彩和往常一樣來到教堂做禮拜；但是，今天比較特別，一位韓國牧師遠道而來，帶領大家一起為乳癌患者禱告。

小彩虔誠祈禱，此時，心中突然閃過一個念頭：「我是不是也應該去做檢查？」第二天，她就到住家附近診所進行乳房攝影檢查。

這是她第一次做乳房攝影。其實，自從四十五歲以後，她每一年都接到衛生所打來的電話，提醒她去做檢查，但是她一直都不在意，覺得自己很健康，應該不會有問題；而且，聽說乳房攝影很痛，更讓她心生畏懼。

好不容易鼓起勇氣，做了人生第一次乳房攝影；回家後，她又開始投入忙碌的生活和工作，根本忘記這件事。直到她接到診所的通知，請她到醫院做進一步檢查，才開始有了警覺。

「從影像來判斷，左側乳房有一顆腫瘤，必須做穿刺檢查。」聽到醫生這麼說，小彩緊張得不得了：會不會是不好的東西？萬一是不好的，該怎麼辦？接下來的每一天她都很焦慮。兩個禮拜後結果出來，確診是乳癌第二期。

意外接踵而至

「我比很多人都喜歡運動，也沒有不良嗜好，為什麼是我？」小彩的個性開朗外向；但是，再怎麼陽光的個性，都很難接受這突如其來的打擊。

現實情況不讓她有時間多想，她即刻接受手術，切除左側乳房淋巴，並開始化療。她為了接受治療，必須服用抗荷爾蒙藥物，使她提早停經，包括夜晚難眠、焦慮、身體燥熱等更年期的徵狀，全部都出現了。化療的後遺症也如潮水般接踵而來；每次做完化療，都全身難受到無法形容，也開始掉頭髮……

「早一點去做檢查，就不會這麼辛苦了。」她很後悔，前幾年衛生所提醒她去做檢查，實在不應該掉以輕心，現在再多的懊悔也沒有用；她只能選擇面對，勇敢接受治療帶來的不適。

但意外接踵而至……

「這裡有胸腺瘤。」醫師指著電腦螢幕上的斷層掃瞄影像說道。

這次例行的回診檢查，醫師告訴她檢查結果。在聽到醫師的說明時，剎那間，小彩彷彿青天霹靂，腦袋頓時一片空白；她停頓了好幾秒，才問：「這是什麼？又是……腫瘤……是不好的嗎？」

「在胸部的中央有一個腫瘤。因為這裡靠近心臟，開刀的風險很高，建議妳做內視鏡手術比較安全，取出腫瘤後再進一步切片檢查。」

她快要承受不住，忍不住自問：「是不是上帝太眷顧我了？」可是，她無法怨天尤人，必須要趕緊安排手術；不管是上天開的玩笑或者是考驗，她都得堅強面對。

「好，請醫師安排。」她鼓起這輩子到目前以來最大的勇氣。

內視鏡手術很順利，但在等待檢查的結果，每一天都很煎熬。好不容易，終於到了回診看報告的日子，結果是良性，她才鬆了一口氣。不過，乳癌的化療仍然要持續，她的仗還沒打完。

中醫治療帶來曙光

小彩有一個幸福的家庭，她和先生都是上班族，一個女兒讀高中，家人感情很好。自從小彩檢查出罹患乳癌以後，家人是她最堅強的心理支柱。

「先把工作辭了，身體養好再說。」看見小彩受治療的副作用所苦，先生很不忍心。

「我可以的，我不需要離職。」

「妳不要太累了。」

「我知道，真的太累我會休息。」

小彩經常自嘲自己是一個過動兒，喜歡每天都有事做，把時間規劃得很滿，一旦閒下來會讓她不知所措，心裡更慌。可是，最近她經常工作到一半便感到渾身發熱、坐立難安，很難集中注意力；加上晚上又睡不好，精神不佳，導致工作效率差。她覺得很沮喪，不知道該怎麼辦才好。

「小彩，妳早點回去，這裡有我們處理就好。」同事們都知道她在接受治療，也都能體諒她；坐在她旁邊的同事，最容易察覺她的精神狀況。

「謝謝你們，我真的沒有關係！工作可以讓我專心，我就不會一直想著身體哪裡不舒服。」她勉強打起精神。但是，她知道再這樣下去不是辦法，同事們只是不好意思說，她其實會影響團隊的工作進度。

然而，身體上的不適，不斷地打擊她的意志力；還有，每一次要去醫院做化療，內心都充滿了畏懼——當然，還有不甘心。

她在前往醫院的路上，必須穿過一個鐵路平交道；過了平交道，前方有兩條道路，左邊的道路通往她做化療的醫院，右邊的道路則是到花蓮慈院。有一天，她又經過這個鐵路平交道，在等待柵門打開之前的幾分鐘，望著急馳而過的列車，她突然又生起了一個念頭，每次化療都那麼難受，也許可以試試中醫，讓身體舒服一點。但是，她平常做治療的醫院沒有中醫門診，於是她往右轉，慢慢步行來到花蓮慈院，掛了中醫部的婦科門診。

中醫腫瘤中心主任賴東淵醫師，看了她的西醫治療病歷，再為她細心診療之後，以針灸及開藥的方式，緩解她身體的不適。

「我可以不要針灸嗎？」她小聲地問道。

「針灸的效果比較好，妳確定不要嗎？妳既然來看中醫了，就體驗一下針灸的效果吧！如果真的還是不習慣，再來改變。」賴醫師建議。

「好，我試試看！」

賴醫師的針灸手法快又精準，扎了二十幾針，小彩只感覺到一點痠麻，但一會兒就消失，完全沒有感覺。她回去之後，按照醫囑服用中藥，在下一次化療的時候，明顯感覺到身體的不適減輕。

更令她感到不可思議的是，她在接受中醫治療之前，每一次血液檢查的癌症指數偏高，一直都在四點多，很擔心化療的效果不佳，但電腦斷層掃描都沒有異常。在接受賴醫師的中醫治療之後，短短三個月，居高不下的指數下降到二點多至三點多。

自從發現罹患乳癌以來，這是小彩感到最開心的時刻，長期以來接受化療的壓力因此得以釋放。她不禁感嘆，為什麼不早一點來看中醫，就不用受這麼多苦了。

小彩持續在兩家醫院看診，一家是西醫化療，一家中醫調理；雖然每天要吃的藥物不少，她都細心地分別放置在藥盒裡，提醒自己不要忘記吃藥，以及中、西藥必須錯開時間吃。她覺得，只有吃藥這件事會讓她感到稍有不便，其他都沒有影響。

她還在接受化療的醫院當志工，以自己的經歷幫助和她一樣的乳癌患者，難過時抱著她們一起哭，開心時牽著手一起笑。她告訴她們不用害怕，可以在一開始治療的時候就尋求中醫合療，讓自己不要那麼難受，依然能夠維持良好的生活品質。

這一連串經歷，讓她深感身體健康的重要性，決定安排時間做一次全身健康檢查。老天爺這次又開了她一個玩笑：報告結果出來，膽囊長了一個直徑零點六至零點八公分的息肉。這一次，她不再自怨自艾，因為中醫給了她信心，她相信中醫可以再次幫助她度過考驗。

「醫師，您看這份檢查報告；我的膽囊長了息肉，西醫說要切除，您建議我切除嗎？」她回慈院看診，告訴賴醫師檢查的結果報告及西醫的建議。

「如果覺得不放心，可以切除。」賴醫師回答道。

「但我不想開刀；我的癌指數已經下降，我相信中醫的效果。」小彩說。

「應該也可以，但一定要持續追蹤檢查。」賴醫師微笑回應。

現在的小彩，恢復了往日的開朗；她已經完成化療，仍定期在西醫追蹤檢查、中醫調理，中西醫分別持續治療中。隨著身體及心情的好轉，她的工作也日漸步上軌道；在忙碌的工作之餘，她仍持續固定每週撥出一天當志工，也不斷地以自己的經歷告訴大家，再忙都不要忽略健康檢查的重要性。

【中醫行醫筆記】

癌後的中醫調理

癌症的發生原因，至今仍不清楚，但通常與環境汙染、飲食習慣、精神壓力，以及遺傳因素有關。從中醫的角度來看，身體因為各種內外因素，導致血液停滯的「淤血」情況，造成身體各處的血液循環變差，組織的新陳代謝也變緩慢，因此容易致癌。

一般癌症的治療都是先採用西醫的手術或化療、放射線治療，如果在術後搭配中醫調理，可以舒緩不適。例如，在肺癌術後，患者會有咳嗽、胸痛、氣喘、乏力等症狀，屬於中醫所說的肺、脾兩虛，透過中醫調理可補益肺脾、化瘀止痛。胃腸腫瘤術後，可能出現腹脹、食欲差、腹痛、便祕或腹瀉等，也可以運用強健脾胃、理氣化溼的藥物緩解，為進一步西醫治療奠定身體的基礎條件。

此外，搭配中醫治療，還可促進身體血液循環，使新鮮血液輸送到細胞，讓正常組織的免疫活動活絡起來，以加速身體恢復，並且防止復發。

總之，在提高療效、延長生存期，以及維護和改善患者生活品質等各方面，中西醫各有所長，若能採用中西醫合療，應該是最好的選擇。

國家圖書館出版品預行編目資料
東方的一道光：花蓮慈濟醫學中心中西合療之路 / 花蓮慈濟醫學中心中醫部主述；吳立萍採訪. -- 初版
臺北市：經典雜誌, 慈濟傳播人文志業基金會, 2021.11
面； 公分
ISBN 978-626-7037-25-6(平裝)
1.中西醫整合
413.2 110019481

東方的一道光——花蓮慈濟醫學中心中西合療之路

創辦人／釋證嚴

主述者／花蓮慈濟醫學中心中醫部
撰文者／吳立萍
主編暨責任編輯／賴志銘
美術指導／邱宇陞

發　行　人／王端正
合心精進長／姚仁祿
傳　播　長／王志宏
平面內容創作中心總監／王慧萍

內頁排版／尚璟設計整合行銷有限公司
出版者／經典雜誌
慈濟傳播人文志業基金會
112019臺北市北投區立德路2號
客服專線／（02）28989898
傳真專線／（02）28989993
劃撥帳號／19924552　戶名／經典雜誌
印　　製／禹利電子分色有限公司
經銷商／聯合發行股份有限公司
231028新北市新店區寶橋路235巷6弄6號2樓
（02）29178022
出版日期／2021年12月初版一刷
2021年12月初版二刷
定　　價／新臺幣400元

為尊重作者及出版者，未經允許請勿翻印
本書如有缺頁破損倒裝，請通知我們為您更換
Printed in Taiwan